中西医内科诊疗技术与护理

闫海龙 刘 倩 李 垒 主编

汕頭大學出版社

图书在版编目（CIP）数据

中西医内科诊疗技术与护理 / 闫海龙，刘倩，李垒
主编. -- 汕头：汕头大学出版社，2021.8
　　ISBN 978-7-5658-4426-3

　　Ⅰ．①中… Ⅱ．①闫… ②刘… ③李… Ⅲ．①内科－
疾病－中西医结合－诊疗②内科学－护理学 Ⅳ．①R5
②R473.5

中国版本图书馆CIP数据核字(2021)第167397号

中西医内科诊疗技术与护理
ZHONGXIYI NEIKE ZHENLIAO JISHU YU HULI

主　　编：闫海龙　刘　倩　李　垒
责任编辑：郭　炜
责任技编：黄东生
封面设计：刘梦杳
出版发行：汕头大学出版社
　　　　　广东省汕头市大学路243号汕头大学校园内　　邮政编码：515063
电　　话：0754-82904613
印　　刷：廊坊市海涛印刷有限公司
开　　本：710mm×1000 mm 1/16
印　　张：12.5
字　　数：210 千字
版　　次：2021 年 8 月第 1 版
印　　次：2022 年 9 月第 1 次印刷
定　　价：128.00 元
ISBN 978-7-5658-4426-3

编委会

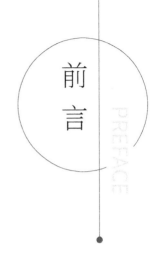

前言

PREFACE

现代医学科学技术飞速发展，新概念、新技术、新疗法日益增多，中西医内科疾病研究的不断深入，为更好地解除内科疾病对人们造成的病痛，笔者编写了《中西医内科诊疗技术与护理》。

本书重点论述了临床常见内科疾病的诊疗过程。本书较为系统、全面地介绍了临床常见病的诊断和治疗、护理等方面的知识，重点突出了诊断和治疗处理上的临床经验的介绍，帮助年轻医师更好地构筑和谐医患关系。具体包括以下内容：高血压、老年心力衰竭、脑卒中、肺部疾病、肾内科疾病。本书通俗易懂，突出科学性、实用性，可供临床人员学习参考。

作者在编写本书过程中，得到了多位同道的支持和关怀，在此表示衷心的感谢。由于编写时间仓促，专业水平有限，书中存在的不妥和纰漏之处，敬请读者和同道批评指正。

目录

第一章　高血压

高血压是一种临床综合征，其特征是全身动脉压的增加，通常与心脏、脑、肾和视网膜等靶器官的损伤有关。高血压可分为原发性高血压和继发性高血压两类。其中，原发性高血压占95%，是卒中、冠心病、心力衰竭、肾衰竭和糖尿病的重要危险因素，是我国公共卫生的主要问题。根据流行病学研究的结果，高血压的患病率正在迅速增长。

高血压的定义是指体循环的动脉收缩压和（或）舒张压的持续升高。2018年6月9日欧洲高血压年会上公布了《2018ESC/ESH高血压指南》（以下简称《指南》），《指南》中指出高血压标准为诊室血压≥140/90mmHg（1mmHg＝0.133kPa），130～139/＜90mmHg为血压升高，血压＜120/80mmHg为正常血压。

根据血压增高水平，可进一步分为1、2、3级高血压。140～159/90～99mmHg为1级高血压；160～179/100～109mmHg为2级高血压；≥180/110mmHg为3级高血压。我国规定高血压诊断必须以非药物状态下2次或2次以上非同日多次重复血压测定所得的平均值为依据，偶然测得1次血压升高不能诊断高血压。

第一节　原发性高血压

根据目前的医学发展水平和检查方法，可以找到确切血压升高原因的高血压，即所谓的继发性高血压。相比之下，无法找到确切的血压升高原因的高血压被称为原发性高血压。大多数高血压患者是原发性高血压，但原发性高血

1

压的诊断首先必须排除继发性高血压。目前，继发性高血压占高血压患者的5%～10%，但随着医学发展和检查方法的不断发展，继发性高血压的比例将持续增加，原发性高血压的比例将持续下降。

原发性高血压是由遗传和环境因素共同引起的。2005年，美国高血压学会（ASH）提出高血压是一种心血管疾病，由于多种原因导致血管和血管的功能和结构发生变化。因此，治疗原发性高血压的主要目的是尽量减少死亡和降低心血管衰竭的总体风险。

一、疾病特征

大多数原发性高血压患者见于中、老年人，疾病的过程持续十数年到数十年。早期症状很少，约50%的患者在体检或其他医疗期间测量了血压，偶尔会发现血压升高，许多高血压患者会产生各种神经系统症状，如头晕、头胀、失眠、健忘、耳鸣、疲劳、梦境、神经过敏。50%的高血压患者，需要对头痛或心悸进行治疗，并且许多患者在出现高血压的严重并发症和对器官的功能或器官损伤之前不需要医学治疗。

二、诊断思路

（一）病史问诊要点

该疾病的咨询点主要针对高血压的特定临床表现、伴随症状及是否存在原发性高血压引起的靶器官损伤的临床表现。诊断医师应重点询问患者有无导致原发性高血压的危险因素、有无糖尿病、服药史及其他心血管危险因素（如有无高血压等疾病家族史）。

（二）常规检查

1.24小时动态血压监测

医师诊断时只能评估患者就诊时的血压，测量结果会受患者的状态、时间、精神状况和药物等各种因素的干扰，因此只靠一次的血压测量来评估患者的血压水平是不够的，需要进行动态血压监测，以更准确地评估患者的血压。

通过仪器自动测量24小时动态血压监测，测量间隔为每15～20分钟或

30分钟，夜间压力测量间隔可延长至30分钟或60分钟。动态血压的正常速率是平均24小时血压＜130/80mmHg，平均每日血压＜135/85mmHg，夜间血压＜120/70mmHg。动态血压监测可用于检测和诊断高白细胞层、隐匿性高血压、高血压病因检查、血压分级、昼夜节律、短期变化和服药治疗的效果。县级医院应促进动态血压测试，以准确评估患者的血压水平，并提供更好的治疗策略。

2.实验室检查

（1）血细胞分析，尿液分析。

（2）肝功能、肾功能、电解质（钠、钾、氧）。

（3）甲状腺功能。

（4）对高度怀疑继发性高血压的患者还应进行血尿醛固酮、肾素、皮质醇及血尿儿茶酚胺等检查。

（5）糖耐量受损或空腹血糖受损。

（6）血脂异常：总胆固醇＞5.7mmol/L（220mg/dL）、低密度脂蛋白胆固醇（LDL）＞3.3mmo/L（130mg/dL）或高密度脂蛋白胆固醇（HDL）＜1.0mmol/L（40mg/dL）。

原发性高血压患者应重点评估上述危险因素，但并不限于上述因素，如血尿酸水平、三酰甘油水平等对原发性高血压患者综合危险因素的评估同样有重要意义。

3.靶器官损害的评估

（1）心电图评估左心室肥厚。Sokolow-Lyon指数（SV_1+RV_5或RV_6）＞38mm（男性＞4.0mV，女性＞3.5mV）或Cornell（$RaVL+SV_3$）＞2440mm/ms（男性＞2.8mV，女性＞2.0mV）。有条件的医院可进一步行超声心动图检查，更准确地评估患者心脏情况。超声心动图诊断左心室肥厚的标准是：左心室质量指数男性＞125g/m^2，女性＞120g/m^2。

（2）颈动脉超声内中膜厚度（IMT）≥0.9mm或动脉粥样硬化斑块。

（3）颈-股动脉脉搏波传导速度≥12m/s，可在有条件的医院进行。

（4）踝臂指数（ABI）＜0.9，可在有条件的医院进行。

（5）eGFR＜60mL/（min·1.73m^2）或血肌酐轻度升高115～133μmol/L（1.3～1.5mg/dl，男性）、107～124μmol/L（1.2～1.4mg/dl，女性）。

（6）尿白蛋白30～300mg/24h或白蛋白/肌酐≥30mg/g。

三、临床治疗

（一）生活方式改变

治疗性生活方式改变是高血压治疗的基础，主要包括以下几方面。

（1）减轻体重，尽可能将体质指数控制[体质指数=体重（kg）/身高（m²）]在24以内。

（2）减少钠盐摄入，每人每天食盐量以不超过6g为宜。

（3）减少脂肪摄入，少吃或不吃肥肉及动物内脏。

（4）戒烟，限酒。

（5）增加体育运动，以减轻体重，改善胰岛素抵抗，提高心血管调节能力。

（6）减轻精神压力，保持心态平衡。

（二）药物治疗

1.降压药物治疗的时机

（1）高危、很高危或3级高血压患者，应立即开始降压药物的治疗。

（2）确诊的2级高血压患者，应考虑开始药物治疗。

（3）1级高血压患者，可在生活方式干预数周后，血压仍＞140/90mmHg时再开始降压药物治疗。

2.抗高血压药物应遵循以下3个原则

（1）选择长效制剂：尽可能长时间使用长效药物，可持续24小时起降压作用，这样可以有效控制夜间和清晨的血压，预防心脑血管并发症。

（2）组合药物：在治疗效果不明显的情况下，可以使用2种或更多种抗高血压药物的组合。临床上，对于患有原发性2级或更高的高血压的患者，最初可以联合治疗。

（3）如果血压未达到标准水平，可考虑增加治疗剂量或使用3种以上的抗高血压药物。

四、高血压危象

（一）定义和分类

已经有许多不同的名词被用于血压重度急性升高的情况。但多数研究者将高血压急症定义为收缩压或舒张压急剧增高（如舒张压增高到120～130mmHg或16.0～17，3kPa以上），同时伴有中枢神经系统、心脏或肾等靶器官损伤。高血压急症较少见，此类患者需要在严密监测下通过静脉给药的方法使血压立即降低。与高血压急症不同，如果患者的血压重度增高，但无急性靶器官损害的证据，则定义为高血压次急症。对此类患者，需在24～48小时内使血压逐渐下降。两者统称为高血压危象（表1-1）。

表1-1　离血压危象的分类

高血压急症	高血压次急症
高血压脑病	急进性恶性高血压
颅内出血	循环中儿茶酚胺水平过高
动脉硬化栓塞性脑梗死	降压药物的撤药综合征
急性肺水肿	服用拟交感神经药物
急性冠状动脉综合征	食物或药物与单胺氧化酶抑制药相互作用
急性主动脉夹层	围术期高血压
急性肾衰竭	
肾上腺素能危象	
子痫	

（二）临床表现

高血压危象的症状和体征的轻重往往因人而异。一般症状可有出汗、潮红、苍白、眩晕、濒死感、耳鸣、鼻出血；心脏症状可有心悸、心律失常、胸痛、呼吸困难、肺水肿；脑部症状可有头痛、头晕、恶心、局部症状、痛性痉挛、昏迷等；肾症状有少尿、血尿、蛋白尿、电解质紊乱、氮质血症、尿毒症；眼部症状有闪光、点状视觉、视物模糊、视觉缺陷、复视、失明。

（三）高血压危象的治疗

1.治疗的一般原则

对高血压急症患者，需在ICU中严密监测（必要时进行动脉内血压监测），通过静脉给药迅速控制血压（但并非降至正常水平）。对高血压次急症患者，应在24~48小时内逐渐降低血压（通常给予口服降压药）。

静脉用药控制血压的即刻目标是在30~60分钟内将舒张压降低10%~15%，或降到110mmHg（14.7kPa）左右。对急性主动脉夹层患者，应在15~30分钟内达到这一目标。以后用口服降压药维持。

2.高血压急症的治疗

导致高血压急症的疾病基础很多。目前有多种静脉用药可作降压之用（表1-2）。

表1-2　高血压急症静脉用药的选择

	药物选择
急性肺水肿	硝普钠或乌拉地尔，与硝酸甘油和1种襻利尿药合用
急性心肌缺血	盐酸拉贝洛尔或美托洛尔，与硝酸甘油合用。如血压控制不满意，可加用尼卡地平或非诺多泮
脑卒中	盐酸拉贝洛尔、尼卡地平或fenoldopam
急性主动脉夹层	盐酸拉贝洛尔或硝普钠加美托洛尔
子痫	肼苯哒嗪，亦可选用盐酸拉贝洛尔或尼卡地平
急性肾衰竭/微血管性贫血	fenoldopam或尼卡地平
儿茶酚胺危象	尼卡地平、维拉帕米或fenoldopam

（1）高血压脑病：高血压脑病的首选治疗包括静脉注射硝普钠、盐酸拉贝洛尔、乌拉地尔或尼卡地平。

（2）脑血管意外：对任何种类的急性脑卒中患者给予紧急降压治疗所能得到的益处目前还都是推测性的，还缺少充分的临床和实验研究证据。①颅内出血，血压<180/105mmHg（24.0/14.0kPa）者无需降压。血压>230/120mmHg（30.7/16.0kPa）者可静脉给予盐酸拉贝洛尔、拉贝洛尔、硝普钠、乌拉地尔。血压在180~230/150~120mmHg（24.0~30.7/20.0~16.0kPa）者可静脉给药，也可口服给药。②急性缺血性脑卒中（中风）者参照颅内出血的治疗方案。

（3）急性主动脉夹层：一旦确定为主动脉夹层的，即应力图在15～30分钟内使血压降至最低可以耐受的水平（即保持足够的器官灌注）。最初的治疗应包括联合使用静脉硝普钠和1种静脉给予的β-受体阻滞药，其中美托洛尔最为常用，尼卡地平或fenoldopam也可使用。盐酸拉贝洛尔兼有α-受体和β-受体阻滞作用，可作为硝普钠和β-受体阻滞药联合方案的替代。另外，地尔硫草静脉滴注也可用于主动脉夹层。

（4）急性左心室衰竭和肺水肿：严重高血压可诱发急性左心室衰竭。在这种情况下，可给予扩血管药（如硝普钠）直接减轻心脏后负荷；也可选用硝酸甘油。

（5）冠心病和急性心肌梗死：硝酸甘油是治疗这种高血压危象时的首选药物，静脉给予。次选药为盐酸拉贝洛尔，静脉给予。如血压控制不满意，可加用尼卡地平或fenoldopam。

（6）围术期高血压：降压药物的选用应根据患者的情况，在密切观察下可选用乌拉地尔、盐酸拉贝洛尔、硝普钠和硝酸甘油等。

（7）子痫：近年来，在舒张压超过115mmHg（15.3kPa）或发生子痫时，传统上采用肼曲嗪（肼苯哒嗪）静脉注射，此药能有效降低血压而不减少胎盘血流。现今在有重症监护的条件下，静脉给予盐酸拉贝洛尔和尼卡地平被认为更安全有效。如惊厥出现或迫近，可注射硫酸镁。

3.高血压次急症的治疗

对高血压次急症患者，过快降压会影响心脏和脑的血流供应（尤其是老年人），引起严重的不良反应。如果血压暂时升高的原因是容易识别的，如疼痛或急性焦虑，则合适的治疗是止痛药或抗焦虑药。如果血压增高的原因不明，可给予各种口服降压药（表1-3）。降压治疗的目的是使增高的血压在24～48小时内逐渐降低，这种治疗方法需要在发病后头几天对患者进行密切的随访。

表1-3　治疗高血压次急症常用的口服药

药　　名	作用机制	剂量（mg）	说　　明
卡托普利	ACE抑制药	25～50	口服或舌下给药。最大作用见于给药后30～90分钟内。在体液容量不足者，易有血压过度下降。肾动脉狭窄患者禁用

药 名	作用机制	剂量（mg）	说 明
硝酸甘油	血管扩张药	1.25～2.5	舌下给药，最大作用见于15～30分钟内。推荐用于冠心病患者
尼卡地平	钙拮抗药	30	口服或舌下给药。仅有少量心率增快。比硝苯地平起效慢而降压时间更长。可致低血压、潮红
盐酸拉贝洛尔	α-受体和β-受体阻滞药	200～1200	口服给药。禁用于慢性阻塞性肺病、充血性心力衰竭恶化、心动过缓的患者。可引起低血压、眩晕、头痛、呕吐、潮红
可乐宁	α-激动药	0.1，每20分钟1次	口服后30分钟至2小时起效，最大作用见于1～4小时内，作用维持6～8小时。不良反应为嗜睡、眩晕、口干和药后血压反跳
呋塞米	襻利尿药	40～80	口服给药，可继其他抗高血压措施之后给药

在目前缺少对各种高血压药物长期疗效进行比较的资料的情况下，药物品种的选择应根据其作用机制、疗效和安全性资料确定。

硝苯地平和卡托普利可加快心率，可乐定（可乐宁）和盐酸拉贝洛尔则减慢心率。这对于冠心病患者特别重要。其他应注意的问题包括：柳氨苄心定慎用于支气管痉挛和心动过缓及二度以上房室传导阻滞患者；卡托普利不可用于双侧肾动脉狭窄患者。对血容量不足的患者，抗高血压药的使用均应小心。

第二节　继发性高血压

继发性高血压占高血压人群的5%左右，在临床诊治过程中如存在下列情况应高度怀疑继发性高血压：①对治疗的反应差；②既往血压稳定的患者血压难以控制；③重度高血压（SBP/DBP＞180/110mmHg）；④20岁前或50岁后发生高血压、高血压靶器官损害显著；⑤无高血压家族史；⑥病史、体检或实验室检查提示继发性高血压。

一、疾病特征

（1）年轻患者的发病年龄＜30岁，但血压水平呈中、重度升高。

（2）老年患者原来血压正常或规律服用降压药物下血压控制平稳，但突然出现了高血压或原有降压药物疗效下降。

（3）血压的波动性大，药物治疗反应差，出现发作性、难治性或难以控制的高血压。

（4）出现急进性和恶性高血压，器官损害严重，与高血压病程不相符。

（5）合并有如下的症状：

①打鼾，特别是睡眠时反复出现呼吸暂停、多梦、清晨头痛。

②腰痛，泡沫尿，肉眼血尿或镜下血尿。

③肌无力，夜尿增多，周期性瘫痪。

④阵发性高血压伴头痛，心悸，大汗淋漓。

⑤失眠、烦躁、易怒、忧郁等精神心理行为异常。

⑥明显的怕热、多汗、消瘦。

⑦体重增加，月经失调，性功能减退，第二性征发育异常等。

（6）合并有以下体征：

①体重异常增加或减少。

②皮肤苍白、潮湿或多汗，皮疹，网状青斑。

③多血质面容，口唇甲床发绀，舌体大伴有牙痕，咽腔狭小。

④颈部或腹部闻及粗糙的血管杂音。

⑤腱反射减弱。

⑥第二性征发育异常。

⑦双侧上肢血压相差＞20mmHg，下肢血压明显低于上肢。

⑧肢体脉搏不对称，动脉搏动减弱或消失等。

实验室检查合并有血常规、尿常规、血糖、电解质、肝功能、肾功能，红细胞沉降率、C-反应蛋白、夜间血氧饱和度、双肾、眼底异常。

二、诊断思路

（一）病史问诊要点

当问及病史时应该注意患者是否正在服用降压药，是否有夜间睡眠障碍、夜尿增多，是否有周期性瘫痪，是否有出汗、心悸、面色苍白、排尿困难、贫血和水肿等情况，如果患者服用抗高血压药物，是否月经异常或者服用甘草制剂、类固醇和避孕药。

（二）常规检查

（1）体格检查。高血压患者的体格检查应注意以下几个问题：眼底是否为Keith-Wagener等级；血管是否有杂音或病变，脉搏状态如何；自主神经反射；是否能在腹部和腰部听到血管的杂音；体形、四肢、皮肤状况；上肢和下肢的血压状况；腹部脂肪状况。

（2）辅助检查。血、尿常规；血电解质（钠、钾、氯）、肌酐、尿酸、血糖、血脂；尿蛋白24小时的量或白蛋白/肌酸酐尿（ACR）的比率，检测尿液沉渣12小时，蛋白尿、血尿和白细胞增多者，有必要进行中段尿细菌培养，尿蛋白电泳，尿相差显微镜，清除尿蛋白、红细胞来源，排除感染；B超检查肾，了解肾的大小、形态以及肿瘤存在与否，如果肾的体积和形状不规则或者发现肿瘤，应进一步做肾动脉CTA/MRA以检查病因，有条件的医院可以进行肾穿刺的病理检查。上述测试点可为评估继发性高血压是否反映高血压患者更频繁的代谢异常提供有力依据，也可部分反映对靶器官的损伤。此外，肾上腺CT、24小时动态血压监测对于检查继发性高血压也很重要。特别是24小时动态血压监测可以观察血压水平、降压治疗效果、血压变化的规律和特征，为继发性高血压的检出提供重要的线索。通过观察分析动态血压检测中高血压发生的时间段、体位变化血压数值、血压节律性及变异性特点，不但可以明确患者是否有合并性高血压、隐匿性高血压，而且可以排除假性顽固型高血压。

当初步调查显示继发性高血压的可能性时，可以根据患者的现状进一步追溯继发性高血压的原因，并且可以结束对高血压的检查。

三、临床治疗

（一）肾实质性病变导致的高血压

肾病应积极治疗，以减缓肾病的进展，但慢性肾病患者的血压往往难以有效控制。血管紧张素转换酶受体拮抗药或抑制药可能适用于患有肾病或患有大量蛋白尿的糖尿病患者，但应注意最后阶段肾病患者可进一步增加肌酐水平和尿素中的氮，甚至高钾血症，可以使用钙离子拮抗药或β-受体阻断药。

（二）肾血管性高血压

继发于肾动脉粥样硬化或多动脉引起的肾动脉粥样硬化的高血压，通常来说，药物治疗效果不尽如人意。钙离子拮抗药、α-受体和β-受体阻滞药、直接血管扩张药等药物可用于控制血压。对于单侧肾动脉狭窄患者，可以谨慎使用血管紧张素转换酶抑制药或受体拮抗药。经皮肾动脉球囊扩张加血管支架置入可有效缓解肾缺血，降低血压。如果肾功能的一侧被彻底根除，手术切除功能失调的肾有助于控制血压。

（三）主动脉缩窄

药物治疗无效并且导致主动脉缩窄的远端处的血压进一步降低，一旦明确诊断，应尽快进行手术，并且一些患者可能会受到干扰。

（四）内分泌疾病

垂体和异位促肾上腺皮质激素分泌，肾上腺瘤或腺癌，双侧肾上腺切除术是根本措施，也可以使用垂体放射疗法，通常使用^{60}钴或直线加速器进行外部辐射，但它通常用作手术的辅助治疗。药物治疗常用于无效或术后辅助治疗，药物包括密妥坦、氨鲁米特、美替拉酮（甲吡酮）等皮质醇合成酶抑制药及5-羟色胺拮抗药赛庚啶等，但疗效尚不确定。一些肾上腺疾病如嗜铬细胞瘤可通过手术切除治愈，药物则以α-受体阻滞药酚妥拉明为首先。原发性醛固酮增多症可能需要使用螺内酯。

甲状腺或甲状旁腺疾病应主要行原发病治疗，抗高血压药物仅用作原发病治疗的辅助药物。

（五）睡眠呼吸暂停综合征

应该针对睡眠呼吸暂停的原因进行治疗，周围睡眠综合征可以被认为是缓解呼吸道，如果是中央型或混合型，可以在夜间睡眠时使用呼吸机。此外，减轻体重也可以帮助控制血压。

第三节　高血压的护理

一、护理诊断

（一）疼痛

头痛与血压升高有关。

（二）潜在并发症

脑卒中、心力衰竭、肾衰竭。

二、护理措施

（一）一般护理

（1）环境与休息：保持病室环境清洁、安静、温暖、舒适，减少环境中声光的刺激，限制探视。症状明显的患者卧床休息，有高血压危象时绝对卧床休息。通过治疗血压应稳定在一般水平，无明显脏器功能损害者，除保证足够的睡眠外，可适当参加力所能及的工作。

（2）饮食护理：给予低盐、低脂、低热量、维生素丰富的饮食；限制钠盐摄入，每日钠盐摄入量低于6g；多食含钾、钙、镁丰富的食物，多食粗纤维食物；减少脂肪摄入；补充优质蛋白；戒烟限酒，饮酒越少越好，我国建议老年人乙醇每日摄入量男性<20～30g，女性<15～20g（乙醇量=毫升数×0.79×乙醇

度数）。

（二）心理护理

老年患者负性情绪将使血压升高，加重病情。应指导患者自我放松，同时告诉亲属尽量避免各种可能导致患者精神紧张的因素，尽量使患者保持心态平和，减轻精神压力。

（三）病情观察

观察有无头痛、头晕、心悸、失眠、恶心、呕吐、视物模糊等症状，定期测量血压，发现血压变化应及时通知医师。

（四）用药护理

（1）用药期间防止直立性低血压，特别是联合用药、首剂用药、加大剂量用药时容易出现，表现为乏力、头晕、心悸、出汗、恶心、呕吐等。指导患者服药后卧床休息，避免长时间站立，改变姿势和体位时应动作缓慢，用药期间避免用过热的水洗澡，洗澡时间不宜过长，一旦发生体位性低血压立即平卧并抬高下肢，以促进下肢静脉血液回流。

（2）利尿药：适用于轻、中度高血压及老年高血压合并心力衰竭患者。利尿药主要不良反应为电解质紊乱（低血钾症或高血钾症）、高尿酸血症、血脂血糖代谢紊乱、乏力、尿量增多等。一般推荐小剂量使用，糖尿病、高脂血症、痛风患者禁用，在用药过程中注意观察尿量，记录出、入水量，监测电解质变化。使用呋塞米等排钾利尿药时应注意补钾，以防低血钾。使用螺内酯等保钾利尿药可引起高血钾，不宜与ACEI和ARB合用，肾功能不全者禁用。

（3）β-受体阻滞药：适用于各种不同严重程度的高血压患者，尤其是心绞痛患者。其对心肌收缩力、房室传导及窦性心律均有抑制作用，并可增加气道阻力，因此急性心力衰竭、支气管哮喘、阻塞性支气管疾病、病态窦房结综合征、房室传导阻滞和外周血管病患者禁用，如普萘洛尔等。主要不良反应为心动过缓、乏力、四肢发冷、支气管收缩。在用药的过程中注意监测心率、脉搏变化，注意有无心动过缓，根据患者心率、心律及血压变化及时调整用药剂量。

（4）钙通道阻滞药：适用于各种类型的高血压患者，尤其适用于高血压合并稳定型心绞痛患者。主要不良反应为头痛、颜面潮红、心悸，长期服用可出现足踝水肿，心力衰竭、窦房结功能低下或房室传导阻滞患者不宜使用非二氢吡啶类钙拮抗药；不稳型定心绞痛和急性心肌梗死患者禁用速效二氢吡啶类钙拮抗药。

（5）血管紧张素转换酶抑制药（ACEI）：ACEI具有改善胰岛素抵抗和减少尿蛋白的作用，特别适用于高血压伴有心力衰竭、心肌梗死、糖耐量减退或糖尿病肾病的患者，对肥胖、糖尿病及心脏、肾靶器官受损的高血压患者具有相对较好的疗效，高钾、妊娠、肾动脉狭窄者禁用，不良反应主要是刺激性干咳、高血钾、味觉异常、皮疹、血管性水肿。用药过程中注意监测血钾和血压。

（6）血管紧张素 II 受体阻滞药（ARB）：降压作用起效缓慢，作用持久而平稳，作用持续时间达24小时以上，一般6~8周才达最大作用。此类药物的治疗对象和禁忌证与ACEI相同，最大的特点是直接与药物有关的不良反应很少，不引起刺激性干咳，持续治疗的依从性高，主要不良反应为血钾升高。

（7）α–受体阻滞药：能逆转左心室肥厚，改善胰岛素抵抗，明显改善前列腺增生时的排尿困难。主要用于血脂和糖耐量异常的高血压老年人，尤其适用于良性前列腺增生老年人。哌唑嗪等α–受体阻滞药主要不良反应为直立性低血压，服药后指导患者避免久坐、久站及转身过快。

第二章　老年心力衰竭

心力衰竭是一种复杂的临床症状群，也是导致心血管疾病患者死亡的主要原因，约40%的心血管疾病最终可发展为心力衰竭。欧洲总人口中有症状心力衰竭的发生率为0.4%～2%，随着年龄的增加，心力衰竭的发病率快速上升。我国随着社会老龄化和高血压、冠心病、糖尿病发病率逐年升高，心力衰竭的发病率也越来越高。

老年人在慢性疾病的基础上由多病因诱发的心力衰竭，明显不同于普通的心力衰竭。多种疾病间的病理生理过程相互影响，相互作用，共同作用于已经老化的心脏，使老年心力衰竭的发病机制和临床表现更加复杂，也为老年心力衰竭的诊断和治疗带来了极大难度。

根据临床流行病学调查结果，结合数十年的临床经验，我们认为，老年心力衰竭的发病原因很难用是由于1种或2种疾病的诱发来解释。解放军总医院老年心血管病研究所对1065例年龄≥60岁老年心力衰竭的病因学调查分析发现，单一病因导致的心力衰竭仅占21.5%，由2种及2种以上的病因导致的心力衰竭则占78.5%。老年心力衰竭患者可因高血压引起心力衰竭，也可因糖尿病心肌病、老年退化性钙化瓣病、老年缺血性心肌病、老年贫血性心肌损害、风湿性心脏病和肺源性心脏病等，甚至多达6～7种病因，最终导致顽固性心力衰竭。上述情况在老年心血管病房或门诊屡见不鲜。几年前笔者曾提出"老年多病因心力衰竭"的概念，由于本病机制复杂，治疗上存在诸多矛盾，病死率也较一般单一性心力衰竭高。

心力衰竭发生、发展的过程可分成4个阶段。第一阶段为"前心力衰竭阶段"，即心力衰竭的高危人群尚无心脏的结构或功能异常，也无心力衰竭的症状和（或）体征。第二阶段为"前临床心力衰竭阶段"，患者无心力衰竭的症状和

（或）体征，但已发展成结构性心脏病。第三阶段为"临床心力衰竭阶段"，患者已有基础的结构性心脏病，以往或目前有心力衰竭的症状和（或）体征；或目前虽无心力衰竭的症状和（或）体征，但以往曾因此治疗过。本阶段包括纽约心脏病学会（NYHA）心功能分级中的Ⅱ、Ⅲ级和部分Ⅳ级心脏病患者。第四阶段为"难治性终末期心力衰竭阶段"，患者有进行性结构性心脏病，虽经积极的内科治疗，但休息时仍有症状，需要特殊干预。

目前已明确，导致心力衰竭发生、发展的基本机制是心肌重构。心肌重构是指由于一系列复杂的分子和细胞机制所造成的心肌结构、功能和表型的变化。其特征为：①伴有胚胎基因再表达的病理性心肌细胞肥大，导致心肌细胞收缩力降低，寿命缩短。②心肌细胞凋亡，这是心力衰竭从代偿走向失代偿的转折点。③心肌细胞外基质过度纤维化或降解增加。在初始的心肌损伤以后，肾素–血管紧张素–醛固酮系统（RAAS）和交感神经系统兴奋性增高，多种内源性的神经内分泌因子和细胞因子被激活；长期、慢性激活可促进心肌重构，加重心肌损伤和心功能恶化，并进一步激活神经内分泌因子和细胞因子等，形成恶性循环，使心肌内环境代谢发生紊乱。

尽早准确地对老年心力衰竭进行有效的临床评估并给予及时治疗，对改善其预后有重要意义。老年患者常缺乏详细的检查资料，所以要想准确诊断心力衰竭并明确病因十分困难。尽管病史和体格检查可以为心脏疾病的诊断提供重要线索，但是对于导致心力衰竭的心脏结构异常的诊断，常常需要对心脏腔室或大血管进行包括影像学在内的多种检查，其中包括：①超声心动图；②胸部X线；③核素检查；④心电图；⑤肺功能；⑥运动试验；⑦判断存活心肌的方法，如小剂量多巴酚丁胺超声心动图负荷试验、核素心肌灌注显像、正电子发射断层摄影等。

相当一部分老年心力衰竭患者虽然已经进入失代偿期，却缺少典型的表现或症状被其他疾病的症状所掩盖，因而常被人们忽视。若能早期识别心力衰竭失代偿，并给予治疗，对于患者的预后非常有益。心力衰竭失代偿期的主要症状包括：倦怠乏力，失眠烦躁，夜间气喘，脉搏快或不规则，夜尿增多，咳嗽痰多、胸闷不适、气短喘息，纳差、腹胀、腹泻，尿少、水肿，情绪或精神异常等。

已有数项临床和流行病学研究证实，心脏功能，特别是左心室功能的降低，与血浆脑钠肽（BNP）浓度升高有关。其中最有价值的是N端脑钠肽（NT–

BNP)、BNP和其N端前体BNP(NT-proB-NP)。最近的研究还表明,其他的血管扩张因子如一氧化氮(NO)、前列腺素(PGs)、缓激肽(BK),血管收缩因子如血管紧张素Ⅱ(AngⅡ)、去甲肾上腺素(NE)、内皮素(ET)等与心力衰竭的进展相关。另外,某些炎症因子如C反应蛋白(CRP)、髓过氧化物酶(MPO)、肿瘤坏死因子-α(TNF-α),心肌肌钙蛋白Ⅰ、心肌肌钙蛋白T、D-二聚体、血管加压素的前体和肽素也与心力衰竭的进展相关。

老年心力衰竭患者通常伴发多种疾病,如高血压、肾衰竭、慢性阻塞性肺疾病、糖尿病、卒中、关节炎、贫血等,因而需要同时接受多种药物治疗,这可能会增加不良反应的发生风险,降低患者的依从性。老年心力衰竭患者的治疗原则与年轻患者相似,但由于老年人药动学的变化,治疗过程需要更加小心,有时需减少剂量。老牟人应用ACEI和ARB是有效的,并且耐受性良好。由于老年人肾小球滤过率降低,故应用噻嗪类利尿药通常无效。无β-受体阻滞药禁忌证的老年人,能很好地耐受此类药物,但是应用时需从小剂量开始,并且需要一个很长的滴定期。老年人对地高辛的不良反应敏感,年龄≥70岁的患者地高辛半衰期延长2~3倍,肌酐升高的患者应从小剂量开始服用。

除了常规的药物治疗外,近年来心力衰竭的非药物治疗也得到了快速的发展,主要包括全人工心脏、心脏移植、左心室辅助装置、心肌背阔肌成形术、心脏减容术、心室复形装置、干细胞移植术和心脏再同步化治疗(CRT)等。虽然基因治疗已喧嚣了近20年,但在心力衰竭治疗中还存在着巨大困难。尽管Miyamato用转基因方法来强化动物模型,以增加肌浆网对钙离子的摄取,增强心肌收缩力,加速心肌舒张速度,但试验尚在进行中,目前仍无明确结果。各种不同病因的心力衰竭,不外乎是继发于心肌细胞的坏死或凋亡,导致细胞丢失,而在细胞治疗中,胚胎干细胞、未分化的骨髓细胞、多功能骨髓干细胞、间充质干细胞、血液祖细胞或来自脂肪、睾丸、脐带的干细胞等多种细胞已应用于离体动物实验,究竟哪种细胞适用于哪种病因所致的心力衰竭,目前尚无定论。机械辅助如心室辅助(VAD)常规用于心脏移植前的过渡,国际上正在研究将其作为永久治疗的可能。心脏移植是治疗终末期心力衰竭最有效的措施,但供心来源困难与治疗费用昂贵致使该方法不能普遍应用。当前CRT已经成为心力衰竭患者的常规治疗和基础治疗。心力衰竭的治疗不能单用药物或辅助装置,而需要联合应用。可以药物治疗为基础,将置入装置作为某些患者的辅助治疗。

总之，我们都应该关注老年心力衰竭的防治，努力提升老年心力衰竭的诊治水平。

第一节　老年多病因心力衰竭

心力衰竭是一种复杂的临床症状群，是各种心脏疾病发展至严重阶段的表现。流行病学资料显示，在工业化国家，绝大多数心力衰竭发生于老年人群中。心力衰竭是过去20年来人类面临的主要健康问题。心力衰竭在总人群中的发病率为0.4%～2%，但随年龄增大其发病率明显升高。因此随着全球人口老化的进展，心力衰竭的发病率呈上升趋势。

在我国，心力衰竭的发病率和患病率亦随着老龄化的进程而升高。有研究表明，我国35～44岁、45～54岁、55～64岁和65～74岁年龄组的心力衰竭发病率分别为0.4%、1.0%、1.3%和1.3%。因此，可以预测，随着我国人口老龄化的加速，高血压、冠心病等心血管疾病发病率的上升，我国人群心力衰竭的患病率和患者人数将呈显著上升的趋势。

与心力衰竭的发生、发展相关的因素非常复杂。多种心血管疾病，如缺血性心脏病、高血压、瓣膜性心脏病、先天性心脏病和心肌病等都是引起心力衰竭的常见原因。另外，近年来的研究表明，许多其他因素亦与心力衰竭的发生和发展有关，这些因素包括年龄、性别、遗传易感性、肥胖、糖尿病、慢性肾功能不全、睡眠呼吸障碍、贫血、慢性阻塞性肺疾病（COPD）、心律失常、过量饮酒等。我们将这些与心力衰竭的发生、发展相关的因素统称为心力衰竭的广义病因。

病因是一个在不断发展的概念。不同学科，由于研究的出发点不同及观察对象水平（亚临床、临床、群体）的不同，对病因的理解也不完全一致。早期人们常用"单病因说"解释疾病的原因，但随着对病因知识的积累，逐步形成了"多病因说"。

多病因对机体，可以是分别作用而致发病，也可以是联合作用而致发病，也可能相继作用而致发病，或者还可有其他作用方式。现代流行病学从群体观点出发认为，当其他因素在某人群中不变时，某因素在该人群中增加或减少后，某病在该人群中的发生也增加或减少，则该因素可以被认为是该疾病的病因，从流行病学观点来说，在疾病病因中起作用的有四类因素，包括：①易患因素；②诱发因素；③速发因素；④加强因素。多种病因间存在着相互作用。当多种病因共同起作用时，其作用大小可类似与这几种病因分别作用的相加，但更常见的是高于这几种病因分别作用的总和。

根据上述病因的概念，我们将心力衰竭的病因归纳为两类：一类为可直接损伤心肌导致心力衰竭的基本病因，包括缺血性心脏病、高血压性心脏病、瓣膜性心脏病、先天性心脏病及原发性心肌病和继发性心肌病等；另一类为在心力衰竭发生、发展中起重要作用的合并疾病，包括肥胖、高血压、糖尿病、慢性肾功能不全、睡眠呼吸障碍、贫血、COPD、心律失常等。

老龄是心力衰竭发生的一个重要危险因素。Framingham心脏研究资料显示，年龄每增加10岁，男性心力衰竭死亡率增加27%，女性则增加61%。其他的研究亦得出类似的结果。与老龄化相关的心脏结构与功能改变如下：①伴随老化过程出现的是心肌细胞数目减少，年龄≥65岁的老年人，心肌细胞数目每年约减少5%。②左心室肥厚，间质细胞增殖，淀粉样物质沉积；心室顺应性下降，舒张功能受限。③心脏瓣膜（主动脉瓣和二尖瓣）钙化和纤维变性，造成狭窄和关闭不全。④部分窦房结细胞丧失，代之以纤维样组织，导致各种心律失常，如心房颤动。⑤血管平滑肌细胞肥大，弹力纤维减少，中央与外周动脉僵硬度增加，使心脏负荷增加。⑥非动脉粥样硬化型冠状动脉改变，冠状动脉储备力下降，心肌缺血，在无冠心病的情况下出现心脏舒张功能障碍。

遗传因素在心力衰竭发生和发展中的作用近年来越来越受到重视。一些基因的多态性与心力衰竭的发生相关。例如，在非裔美国人中，携带α_{2c}DEl322-325纯合子者，其患心力衰竭的风险增加5倍；若同时携带β_1Arg389者，风险则高至10倍。血管紧张素转换酶及Ang Ⅱ受体的多态性亦与左心室重塑的风险有关。

多种先天性或获得性心血管病，如冠心病、高血压、心脏瓣膜病、心肌病等，均可通过不同机制引起心力衰竭。这些机制主要包括：原发性心肌收缩力受损、心室的压力负荷或容量负荷过重及心室前负荷不足等。高血压可引起心肌细胞肥大、纤维化、收缩蛋白减少；心肌梗死可引起心肌细胞丢失，梗死区心肌扩张，非梗死区心肌细胞肥大、胶原沉积、纤维化和细胞凋亡；先天性心脏病和心脏瓣膜病引起心室前负荷或后负荷增加，使心室肥厚和扩张；扩张型心肌病则直接损害心肌的收缩能力。另外，心动过速或心动过缓亦可引起心肌病变。上述病变最终引起神经内分泌系统激活和心室重塑，最终导致心力衰竭。

许多非心脏病变亦可在心力衰竭的发生和发展中起重要作用。糖尿病患者发生心力衰竭的风险比非糖尿病患者增加了3～5倍。其机制除了糖尿病加重动脉粥样硬化外，还与糖尿病本身可引起内皮功能障碍、微血管病变及自主神经功能障碍，从而直接损害心脏功能有关。肥胖，除与心血管病相关外，本身也是心力衰竭发生的独立危险因素，这可能与肥胖引起的神经内分泌改变、心脏负荷增加等有关。慢性肾功能不全患者心力衰竭发病率显著升高，其机制可能涉及血容量增加、氧化性损伤、神经内分泌因子和细胞因子激活、贫血、高血压、凝血系统异常及水、电解质紊乱和酸碱失衡等。睡眠呼吸暂停亦可增加发生心力衰竭的风险。睡眠呼吸暂停可引起胸腔内负压增加，从而增加心脏后负荷；低氧和高碳酸血症可使交感神经兴奋；低氧还可引起肺血管收缩，使右心室压力增高而影响左室充盈COPD可引起肺心病导致右侧心力衰竭，其在左侧心力衰竭发生中的作用尚不确定。有研究显示，肺活量降低可增加发生心力衰竭的风险，但在另外一些研究中未得到同样的结论。

上述因素除在心力衰竭的发生中起作用外，还影响心力衰竭的发展。不同病因引起的心力衰竭，其预后转归可能存在差异，但这方面的研究结果尚不一致。例如，有几项研究显示，缺血性心脏病引起的心力衰竭，其预后较非缺血性心脏病引起的心力衰竭差；而另外一些研究的结果则正好相反。不同病因导致的心力衰竭对不同药物的治疗反应亦可能存在不同。有研究提示，氨氯地平和比索洛尔治疗心力衰竭可使非缺血性心肌病变的患者获益，但未显示对缺血性心脏病患者有益。亦有一些研究提示，与缺血性心脏病比非缺血性心肌病可从 β-受体阻滞药治疗中获益更多。

多种非心脏性的合并疾病，除对心力衰竭的发生起作用外，也对心力衰竭的发展及对药物治疗的反应产生影响。心力衰竭患者常见的心血管性合并疾病包括冠心病、高血压、糖尿病、周围血管疾病、脑血管疾病、高脂血症、心房颤动、室性心律失常等；常见的非心血管性合并疾病包括肥胖、贫血、慢性肾疾病、COPD、甲状腺疾病、睡眠呼吸暂停、慢性肝病、癌症等。有研究显示，随着合并疾病的增加，患者的住院率增加、住院时间延长、死亡率增高。

糖尿病可增加心力衰竭的发生风险，有效控制血糖可使这种风险降低。但对已出现心力衰竭的患者，严格控制血糖是否有益尚不清楚。一项研究发现，心力衰竭患者中HbA1c<7.0者近中期病死率显著高于HbA1c>7.0者。

贫血是心力衰竭的常见并发症。心力衰竭可通过多种机制引起贫血，但贫血亦有可能影响心力衰竭的进展。贫血可加重心肌组织的缺氧和缺血，使交感神经的兴奋性增强。有研究表明，对心力衰竭合并贫血的患者，采用促红细胞生成素治疗，可改善患者的症状、心脏功能、生活质量，提高运动能力。

慢性肾功能不全可加速心力衰竭的进展。虽然目前尚无针对肾功能不全的特异性治疗，但采用不会降低肾小球滤过率的利尿药，可能对心力衰竭合并慢性肾功能不全的患者有益。

新近研究显示，有40%~60%的心力衰竭患者合并阻塞性或中枢性睡眠呼吸暂停。对于这类患者，采用持续气道正压治疗可改善其左室射血分数（LVEF）、改善心脏功能评分、提高生存率。

国外研究显示，COPD是心力衰竭患者最常见的合并疾病之一，仅次于高血压和冠心病。COPD可使心力衰竭患者预后恶化。COPD合并心力衰竭的治疗是一个重要的研究课题。现有的研究表明，大多数合并COPD的心力衰竭患者可耐受心脏选择性的β-受体阻滞药治疗，该药不会引起COPD症状恶化。另一方面，对已有心力衰竭的患者，吸入β-受体激动药，可能会增加其住院率和死亡率。

老年心力衰竭有其自身特点：第一，老年心力衰竭发生在心脏衰老性改变的基础上，此时心脏功能的代偿能力下降可能对心力衰竭的进展过程有影响。第二，老年心力衰竭的病因更加复杂，常由多重病因引起。随着年龄增长，老年人合并的心脏疾病和非心脏性疾病逐渐增多。解放军总医院1993—2007年3549例因心力衰竭首次住院患者的资料显示，前4位的心血管病因在65~79岁组分别是冠心病（占62.3%）、高血压（占55.0%）、糖尿病（占26.3%）和肺源性心脏病（占9.3%），而年龄≥80岁组仍然是冠心病（占72.6%）、高血压（占59.0%）、糖尿病（占24.5%）和肺心病（占10.4%）；诱发因素为心房颤动和肺炎者，在65~79岁组和年龄≥80岁组所占比例分别为21.6%、17.1%与21.9%，26.2%。多病因心力衰竭在65~79岁组占81.9%，年龄≥80岁组占90.3%；在病因组合中，2种病因最多见的组合是冠心病、高血压，3种及3种以上病因中最多见的组合是冠心病、高血压和糖尿病。住院患者单病因心力衰竭30天病死率为3.8%，2种病因组合为6.0%，3种病因组合为9.7%，4种病因组合为14.0%，5种及以上病因组合为15.9%。

综上所述，心力衰竭多发生于老年人群。老年心力衰竭常常由多种心血管病因引起，并且常与多种疾病合并存在。这些心血管疾病和合并疾病可共同构成心力衰竭的病因，引起心力衰竭的发生；另一方面，在心力衰竭发生后，它们又可能影响心力衰竭的进展及对治疗的反应。为此，我们将老年多病因心力衰竭定义为：在心脏老化性放变基础上，由2种或2种以上心血管疾病所致的心力衰竭，或者在心力衰竭发生、发展中，同时存在着2种或2种以上可影响心力衰竭进展的心血管疾病及其并发疾病。

第二节　老年高血压与心力衰竭

2002年全国营养调查数据显示，我国年龄≥60岁的老年人群高血压患病率为49.1%。据此患病率和2005年我国人口数推算，目前我国老年高血压患者已达8346万，约每2个老年人中就有1人患有高血压。而且，老年高血压患者人数呈持续增加的趋势。2000—2001年顾东风等对全国12省市人群的高血压患病率进行抽样调查的结果显示，64～74岁人群的高血压患病率是48.8%，与1991年相比增加了16.5%。目前我国人群高血压知晓率为30.2%，治疗率为24.7%，控制率为6.1%，与1991年比有所提高，但仍处于较低水平。高血压若得不到及时有效的控制，很容易导致高血压性心脏病、冠心病，最终导致心力衰竭。

高血压是心力衰竭基础疾病中发病率最高的疾病。根据Framingham研究，在高血压患者中，有80%伴有心力衰竭。有报道认为，高血压患者发生心力衰竭的危险性比健康人高3～4倍，据SHEP和SYST-EUR等的研究报道，老年高血压患者心力衰竭发病率与中青年高血压患者相比可高出2倍以上。因此，必须重视老年高血压的防治，预防老年心力衰竭的发生和发展。然而，目前有关老年高血压和心力衰竭的防治研究尚十分缺乏，其循证医学证据有限，传统诊疗手段在此领域尚存在一些误区。因此，本节就老年高血压合并心力衰竭的临床特点、降压目标、药物治疗和非药物治疗特点等作简要阐述。

一、老年高血压合并心力衰竭的临床特点

（一）诱发因素多样化

老年高血压合并心力衰竭常有多种诱因，包括呼吸道感染、心律失常、过度劳累、情绪激动、饱餐等，但最为常见的还是呼吸道感染和心律失常。呼吸道感染在长期吸烟的老年患者中更为常见，长期吸烟导致这类患者常合并COPD，容易发生呼吸道感染，出现发热、低氧和心脏负荷加重等，从而诱发心力衰竭的发生。心力衰竭的另一大诱因是心律失常，尤其是心房颤动（简称房颤）。心房颤动在老年患者中较常见，我国学者研究显示，年龄＞80岁的人群心房颤动患病率达7.5%。高血压导致的左心室肥厚和左心房增大都是发生心房颤动的独立危险因素。老年高血压患者一旦发生心房颤动，心脏功能将下降30%，心房颤动使许多患者心功能处于失代偿状态，出现心力衰竭症状。

（二）症状不典型

老年高血压合并心力衰竭患者症状常不典型或无明显症状，有些患者只有头晕、心悸等症状，并没有气短、呼吸困难等典型心力衰竭症状。还有些患者因合并肺部疾病，常被误诊为哮喘、慢性支气管炎等。所以，如果老年高血压患者出现咳嗽、气喘、乏力、肺部啰音及血压升高等症状，都应该考虑心力衰竭的可能，应及时将患者送到医院进行心电图、超声心动图等检查以明确诊断。

（三）舒张性心力衰竭常见

老年高血压患者中常见舒张性心力衰竭。大多数舒张性心力衰竭患者（88%）合并有高血压，血压控制不良是诱发舒张性心力衰竭的最常见因素；心房颤动、心房扑动等心律失常的出现也会加速舒张性心力衰竭的发展。

（四）治疗药物选择困难

老年高血压合并心力衰竭者常常伴有多系统疾病，包括缓性型心律失常、呼

吸系统疾病、慢性肾功能不全等，这导致许多治疗心力衰竭的有效药物如β-受体阻滞药、ACEI等的应用受限。

（五）要重视营养和精神因素

多数老年人消化功能衰退，高血压合并心力衰竭时导致胃肠道淤血，造成胃肠功能紊乱和营养障碍、水钠潴留、组织水肿，加重心力衰竭，形成恶性循环。若及时给予患者静脉营养治疗5~7天，即可明显改善其心脏功能。另外，精神因素也是老年高血压合并心力衰竭的重要危险因素。SHEP研究表明，抑郁症显著增加患有单纯收缩期高血压的老年人发生心力衰竭的风险

二、老年高血压合并心力衰竭患者的降压目标

根据《世界卫生组织/国际高血压学会高血压防治指南》，将年龄≥60岁、血压持续或3次以上非同日坐位收缩压≥140mmHg和（或）舒张压≥90mmHg者定义为老年高血压。若收缩压≥140mmHg、舒张压<90mmHg，则定义为老年ISF。

有关老年高血压应用利尿药和β-受体阻滞药为主的药物治疗临床研究表明，如果收缩压下降19~44mmHg，舒张压下降9~21mmHg，则心力衰竭的发生风险可减少45%。这提示老年心力衰竭的发病和进展与血压情况密切相关。美国评估与治疗高血压全国委员会第7次报告指出，老年人应尽可能将血压控制在140/90mmHg以下，以此作为治疗目标。合并有心力衰竭的早期高血压状态（收缩压120为~139mmHg，或者舒张压为80~89mmHg）应该开始药物治疗。《老年高血压诊断与治疗中国专家共识》指出，老年高血压合并心力衰竭血压控制目标为血压<130/80mmHg，可选用ACEI、β-受体阻滞药及利尿药治疗，如果不能使血压达标，可加用血管选择性较高的二氢吡啶类钙通道拮抗药，如非洛地平或氨氯地平。因此，伴有心力衰竭的老年高血压患者，降压的目标是血压<130/80mmHg。但由于老年人多合并有其他脏器疾病，因此，必须在降压的同时考虑保护其他脏器。

在大规模临床试验中，专为年龄≥80岁老年患者设计的临床试验不多。HYVET是迄今唯一一针对年龄≥80岁老年高血压患者的大规模临床试验，共入选3845例年龄≥80岁的老年高血压患者，将其随机分为活性药物治疗组（缓释吲

达帕胺1.5mg或加用培哚普利2~4mg）与安慰剂组。随访2年的结果显示，与安慰剂组相比，活性药物治疗组总病死率降低21%（$P=0.02$），致死性卒中减少39%（$P=0.05$），致死性和非致死性心力衰竭减少64%（$P<0.001$）。HYVET研究结果提示，将年龄≥80岁的老年人群血压控制在150/80mmHg以下，可使患者获益；但进一步降低血压是否可使患者获益，尚需更多研究证实。高血压最佳治疗中国研究（HOT-China）对3050例80~90岁老年亚组患者进行分析显示，高龄老年高血压患者降压效果显著，达标率高，不良事件发生率低。因此，根据现有循证医学证据，可将年龄≥80岁的老年人群血压控制在150/80mmHg以下。由于高龄老年高血压患者常伴心、脑血管疾病、肾病、糖尿病及血脂异常等，临床和用药情况复杂，所以应注意其合并疾病治疗和对其靶器官的保护，合理应用降压药物。

三、老年高血压合并心力衰竭的药物治疗

老年高血压患者，特别是ISH和合并冠心病的患者，易发生心力衰竭。老年高血压合并心力衰竭早期常见舒张功能不全，超声心动图表现为LVEF正常，左心室舒张功能减退。患者一般症状较轻，但也有部分患者出现较典型心力衰竭症状。预防左心室肥厚和冠心病是避免出现此种心功能不全的根本措施。老年高血压合并舒张性心功能不全患者，首先要积极予以降压治疗，ACEI或ARB有助于逆转左心室肥厚或阻止肥厚加重，利尿药亦可以改善症状，另外还需重视受体阻滞药的应用除非合并快速房颤，否则应尽量避免使用洋地黄类药物。

老年高血压合并左心室收缩功能受损，常继发于长期高血压或冠心病，此时患者逐渐出现左侧心力衰竭的症状，甚至出现全心衰竭，超声心动图表现为左心室扩大、LVEF减低。美国评估与治疗高血压全国委员会第7次报告的多数临床试验积极推荐：有心脏收缩功能低下但无症状的患者服用ACEI和β-受体阻滞药；而有症状的心力衰竭患者可以在应用ACEI的同时加用襻利尿药、ARB、β-受体阻滞药及抗醛固酮药物。因此，老年高血压合并左心室收缩功能不全的治疗除降血压治疗外，还应使用利尿药并严格控制入量，应用利尿药时应注意补充钾和钠等电解质。在充分利尿的基础上，应采用滴定的方法逐渐增加β-受体阻滞药和ACEI（或ARB）的用量，至患者可以耐受并坚持长期服用。多项大规模临床试验证实，靶剂量的ACEI（或ARB）和β-受体阻滞药可以有效降低慢性心力衰竭

患者的死亡率和心血管事件的发生率。有证据表明，加用醛固酮拮抗药可进一步改善心力衰竭患者的预后。应用血管扩张药如硝普钠，可以改善老年高血压合并左心室收缩功能不全患者的症状；硝酸酯类药物适用于高血压合并冠心病引起的心力衰竭；洋地黄类药物虽然也可改善症状、减少患者因心力衰竭而住院的次数，但并不改善患者预后。目前的临床试验尚不支持老年高血压合并心力衰竭患者联合应用ARB和ACEI。一般情况下，应避免使用短效的钙通道拮抗药，如果必须应用，可选用长效制剂。在治疗高血压和心力衰竭的同时，应注意对心肌缺血、糖尿病、血脂异常等其他心血管病危险因素的防治。

老年高血压合并急性左侧心力衰竭或肺水肿，常伴有血压显著升高。治疗上，除按急性心力衰竭的常规处理措施进行处理外，尽快降低血压也十分关键，应用血管扩张药（如硝普钠）可以较快地控制血压和心力衰竭症状。

四、老年高血压合并心力衰竭的非药物治疗

非药物治疗是老年高血压治疗的基本措施，包括改善生活方式、消除不利于心理和身体健康的行为和习惯。其目的是降低血压、控制其他心血管疾病的危险因素，防止心力衰竭的发生。

老年高血压合并心力衰竭的非药物治疗策略主要包括：①合理膳食、减少钠盐摄入。每人每天食盐量≤6g；多选择新鲜蔬菜、水果、脱脂牛奶以及富含钾、钙、膳食纤维和不饱和脂肪酸的食物；但过于严格的饮食控制及食盐摄入限制可能导致老年人特别是高龄老年人出现营养障碍和电解质紊乱，因此应选择个体化饮食治疗方案。②控制体质量，建议体质量指数控制在24以下。③控制好血脂、血糖水平。④戒烟，以减少吸烟导致的心血管危害。⑤限制饮酒，饮酒会降低降压药物的疗效。因此，老年高血压患者应严格限制饮酒量，中国营养学会建议成年男性饮用酒精量＜25g/d，成年女性饮用酒精量＜15g/d。结合患者体质状况和并存的疾病等情况制定适宜的运动方案，减轻精神压力，保持心理平衡，避免情绪波动。

对于老年高血压合并终末期心力衰竭患者，非药物治疗还包括心脏辅助装置、心脏移植等治疗措施。

总之，高血压对老年人的危害更大，老年高血压患者发生心力衰竭以及相关死亡的风险显著增加。老年高血压合并心力衰竭的降压目标如下：年龄≥60岁的

老年人群应尽量控制在血压<130/80mmHg水平，年龄≥80岁的老人应尽量控制在血压<150/80mmHg水平。大规模临床试验表明，老年人有效控制血压可获得与中青年高血压患者相同甚至更大的益处。然而，在临床实践中，老年高血压合并心力衰竭患者的血压治疗率、控制率均低于普通人群，同时老年人群常合并有多种慢性疾病，其心力衰竭的表现差异性又很大。这些无疑都加大了临床防治的难度。因此，老年高血压患者防治心力衰竭的工作任重道远。希望通过提高对老年高血压合并心力衰竭的认识，引起临床医师和患者人群对老年人降压治疗的关注，使更多老年高血压患者得以减缓或者防止心力衰竭的发生，获得更长的无事件生存期，生活质量得以提高。

第三节　老年舒张性心力衰竭

舒张性心力衰竭（DHF）是指一组具有心力衰竭的症状和体征，但LVEF正常，以心肌舒张功能异常、顺应性减退、僵硬度增高为特征的临床综合征。美国心脏病学院/美国心脏学会[ACC/（AHA）]、ESC在心力衰竭指南中，将DHF分别定义为LVEF在正常范围内的心力衰竭（HFNEF）和LVEF在临界范围内的心力衰竭（HFPEF）。DHF在心力衰竭患者中约占50%，最近几年的研究显示其预后与收缩性心力衰竭在本质上是一致的，医疗资源的消耗也与收缩性心力衰竭不相上下。随着年龄的增长，DHF的发生率明显升高，特别是老年女性，已成为DHF的高发人群。随着人口老龄化日趋严重，DHF作为一种严重影响老年人寿命和生活质量的常见疾病，已逐渐受到重视。

一、诊断

2008ESC心衰指南认为，符合下列条件者可诊断为DHF：①存在慢性心力衰竭的症状和体征。②左心室收缩功能正常或轻度异常。③存在舒张功能障碍的证据（左心室松弛异常或舒张僵硬），ACC/AHA还列举了一些需要排除的可能产生类似心力衰竭症状而LVEF正常的疾病，如心瓣膜疾病、心包疾病、肥厚型心肌病、慢性肺心病、心房黏液瘤、贫血、甲状腺功能亢进症等高心排血量疾病。

（一）病因诊断

引起老年人左心室舒张功能不全的疾病，常为高血压、冠心病、糖尿病等。应该调查心力衰竭的病因，尽管大多数患者心力衰竭的常规治疗是相同的，但有一些病因需要通过特殊治疗校正

（二）临床表现

舒张性心力衰竭的主要症状和体征与收缩性心力衰竭相同。呼吸困难、疲倦、乏力是心力衰竭患者特有的症状，但评估患者的这些症状需要医师有一定的经验和技巧，特别是对老年患者。老年人发生的心力衰竭常常是在诊断标准以下的，活动耐受量小作为首要的症状往往被归因于老龄、基础疾病或不良健康状态等。研究显示，对于女性、老年人和肥胖的患者来说，仅仅通过临床方法来诊断心力衰竭往往是不充分的，尤其是老年人和肥胖患者，早期心力衰竭的症状和体征较难明确。所以，对于怀疑有心力衰竭的患者，必须经过客观实验检查来确诊，尤其是要评估心功能。

（三）辅助检查

1.胸部X线片

《ESC心力衰竭指南》认为，胸部X线片是诊断心力衰竭的重要检查之一，既可以评估肺淤血程度，也能提示重要的肺或胸部原因所引起的呼吸困难。胸部X线片对检测是否有心肌肥大、肺淤血和胸腔积液是有价值的，并且能证实肺部疾病或感染引起的呼吸困难。在不存在肺淤血时，发现典型症状或体征对心力衰竭预测才有意义。

2.心电图

心力衰竭患者的心电图通常是有改变的。虽然不正常的心电图对心力衰竭预测价值很小，但如果心电图完全正常，几乎不可能发生心力衰竭尤其是收缩功能不全（发生概率<10%）。所以《ESC心力衰竭指南》指出，对每一个怀疑心力衰竭的患者，均需做心电图检查。

3.心脏超声

心脏超声诊断心力衰竭或心功能不全具有一定的权威性，包括频谱多普勒、彩色多普勒和组织多普勒。

通过评估心室充盈方式来评估心室舒张功能，对发现心力衰竭患者舒张或充盈异常非常重要。超声心动图上左心室舒张功能不全的表现主要有3种形式。

（1）早期松弛受损：表现为E峰下降和A峰增高，E/A减小。

（2）中期假性正常化充盈：介于早期、晚期两者之间，表现为E/A和减速时间正常。

（3）晚期限制型充盈：表现为E峰升高，E峰减速时间缩短，E/A显著增大。松弛功能受损、假性正常化充盈和限制性充盈分别代表轻、中、重度舒张功能异常。

仅通过左心室舒张期充盈模式来鉴别正常形式和假正常通常是困难的。左心室舒张期充盈模式还受年龄的影响，20～40岁的人E/A约为2；50岁前后则降到1左右；60岁以上者E/A＜1。如果老年人E/A＞1，很可能是假正常，需要进一步检查。

避免漏诊的关键在于将超声心动图检查与患者的临床表现紧密结合，对于患有高血压、冠心病及其他可能导致心脏舒张功能异常的患者，特别是当这些患者存在心肌肥厚或左心房扩大，而又缺乏能导致上述结构异常的瓣膜病变或其他可以解释的理由时，应高度疑诊舒张功能异常。

二尖瓣血流频谱用来评估舒张功能时，受到很多因素影响，尤其是"假性正常"往往掩盖了病变。肺静脉血流频谱是一种受心脏负荷影响较小并侧重反映左心室充盈压状态的多普勒指标。在二尖瓣血流频谱呈假性正常改变时，肺静脉血流频谱有明确诊断价值。

组织多普勒成像（TDI）是用于检测心肌运动速度的新技术。舒张早期Em波和舒张晚期Am波速度反映相应室壁松弛性和伸展性。正常时，Era/Am＞1；舒张早期松弛性下降，则Em速度降低，Em/Am倒置。这一指标受心室容量负荷和跨二尖瓣压差的影响小，因此对室壁松弛性的评估更具代表性。当二尖瓣频谱出现"假性正常"时，TDI仍显示Em/Am倒置，被认为是目前评估左心室舒张功能较敏感且具有特异性的指标。

4.实验室检查

最具有特异性的实验室检查为BNP水平。研究指出，当舒张功能不全导致患者出现呼吸困难等心功能不全的临床症状时，BMP水平明显升高；当舒张功能障碍中出现松弛受损、假性正常、限制型充盈变化时，BNP也表现为高值。血浆BNP可用于鉴别心源性呼吸困难和肺源性呼吸困难。BNP正常的呼吸困难，基本可排除心源性原因；但在心力衰竭呼吸困难时，DHF者的BNP水平低于收缩性心力衰竭者。

作为新的BNP决定因子，室壁应力受到了广泛重视：Iwanaga等通过探讨BNP浓度与心脏导管和超声心动图检查所得到的关于左心室血流动力学和形态学的各项指标的关联发现，舒张末期室壁应力（EDWS）与BNP表现出强关联性。怀疑HFPEF的患者，随着最大运动量时超声显示的楔压的增大，BNP的水平也出现相应地增高。

NT-proBNP是BNP激素原分裂后没有活性的N末端片段，与BNP相比，其半衰期更长，更稳定，其浓度可反映短暂时间内新合成的而非储存的BNP的释放，因此更能反映BNP通路的激活。对DHF的研究表明，老年DHF患者血浆NT-proBNP水平显著升高，且和舒张功能障碍程度相关。BNP和NT-proBNP还是DHF患者发生心血管事件的独立预测因子。

血浆NT-proBNP水平与患者的年龄、性别和体质量有关。老年人和女性血浆NT-proBNP水平高，肥胖者低，患者肾功能不全时升高。老年人和女性，即使没有心力衰竭也可能出现BNP升高。在缺乏心力衰竭临床诊断依据的患者中，BNP水平升高与心肌缺血有着密切的关系，可能是由于缺氧上调了BNP基因的表达，也可能是由于室壁压力短暂增加而释放了BNP。正因为这些特殊情况的存在，所以强调不能单纯依靠BNP或NT-proBNP水平来诊断，而需结合临床表现综合考虑。

5.其他检查

（1）放射性核素心室显像是一种相对精确的判断LVEF的方法。通常以心肌灌注为背景，显示心肌存活或缺血的情况。但指南认为，它在评估容量或提供更多收缩、舒张功能细节上的价值有限。

（2）心导管检查由于其有创性而不易被患者所接受。《ESC心力衰竭指南》认为，心导管检查对心力衰竭的常规诊断和治疗不是必须的。有创检查常用于寻找病因、获取重要的预后信息，以及协助判断是否要进行血供重建。

二、治疗

至今为止的临床试验主要以收缩功能不全患者为研究对象，较少有针对舒张功能不全的评估设计方案。有关于DHF的病理生理状态还有很多不清楚的地方，治疗方法也未明确，但通过药物和非药物治疗，可控制一部分舒张功能的决定因子。

（一）病因治疗

积极治疗高血压、心肌缺血和糖尿病等原发疾病。积极纠正不良的生活习惯，采取饮食和运动疗法，必要时给予相应的药物治疗。在降压方面，2009ACC/AHA心衰指南指出：DHF患者的达标血压宜低于单纯高血压患者的标准，即收缩压＜130mmHg、舒张压＜80mmHg，且唯有降压属于Ⅰ类推荐、A级证据。

（二）药物治疗

根据推测，很多种药物可能对舒张期心脏顺应性的降低具有一定改善作用。但ACC/AHA有关ACEI或ARB、钙通道拮抗药在舒张功能不全治疗方面的作用还存在争议。

1. ACEI和ARB

ACEI和ARB可以通过：抑制心肌重构（由于心肌细胞肥大、纤维化、心肌细胞伸展引起的心肌结构改变）改善心肌顺应性；降低血压、减轻后负荷而降低左心室舒张末压；改善内皮细胞功能，保护心肌，预防缺血性心脏病的发生，从而可能改善心脏舒张功能障碍。现有的LIFE等试验已表明，ARB和ACEI药物可以改善舒张期高血压性肥厚心脏的左心室充盈模式。但是，纠正已经存在的心肌肥大等结构改变、改善舒张功能不全，需要一定的时间，患者必须长期坚持治疗才能收到良好效果。

2007年ACC公布的一项试验比较了缬沙坦和其他降压药对轻度高血压伴舒张功能障碍患者的影响。治疗38周后，两组血压均下降10mmHg以上；应用组织多普勒测定舒张期松弛速度，两组得到同样改善，提示降压治疗有益。另一项研究

（850例慢性心力衰竭的老年患者应用培哚普利）未能表明随访期内主要终点事件的发生率降低，但是1年之内受试者心血管性病死率和因心力衰竭入院的住院发生率明显下降。一项完整的评估DHF药物治疗的大型随机试验证明，口服坎地沙坦治疗能够降低患者心力衰竭的再住院率和病死率，且口服坎地沙坦还使心力衰竭患者糖尿病的发病率下降了40%。

2.β-受体阻滞药

β-受体阻滞药治疗慢性心力衰竭有效，除了具有血流动力学作用（减慢心率、减少后负荷、减轻钙超负荷和降低心肌耗氧量），还具有抗氧化、抗炎、抑制纤维化、抑制促进细胞间基质分解的基质金属蛋白酶（MMP）活化等诸多非血流动力学作用。ACC/AHA关于慢性心力衰竭的治疗指南中推荐将卡维地洛、比索洛尔、美托洛尔3种药用于治疗收缩性心力衰竭，这些药物可能对DHF也有效果。

研究证明，应用β-受体阻滞药能够阻止左心室肥大；卡维地洛能够改善HFPEF患者心脏多普勒的E/A比率；有研究检验了奈必洛尔对老年DHF患者的作用，奈必洛尔可以明显降低所有原因导致的病死率和心血管原因导致的住院率。有研究显示，β-受体阻滞药不仅可以改善以收缩功能不全为主的心力衰竭患者的舒张功能，还能改善以舒张功能障碍为主的心力衰竭患者的舒张功能。

3.钙通道拮抗药

钙通道拮抗药可以降低后成荷、减慢心率、减轻心肌缺血，从而改善舒张功能不全。尤其是非二氢吡啶类钙通道拮抗药，常被用来治疗与DHF有关的高血压，可能因其有利于减慢心率和延长舒张期时间。高血压大鼠动物模型实验显示，氨氯地平通过控制血压、改善心肌僵硬度，可阻止左心室舒张末压力的升高和向DHF的转化。有小型试验显示，钙通道拮抗药维拉帕米可以改善左心室舒张功能不全患者的运动能力和临床症状。有研究者认为，钙通道拮抗药与肾素-血管紧张素-醛固酮系统（RAAS）拮抗药联合应用较单药应用有潜在的益处，有几个临床试验正在探索这一假设。

4.洋地黄类

DIG试验发现，洋地黄类药物对LVEF正常的心力衰竭治疗有效，但确切机制尚不清楚，目前认为其可能通过减慢心率来维持心室舒张时间，并通过增加心肌松弛速度而改善舒张功能不全。ACC/AHA认为，洋地黄类药物能够改善心房颤动患者的症状，对恢复窦律从而增加心房的动力有潜在的益处，当然其应用仅限于伴心房颤动的HFPEF患者，其推荐属于Ⅱb类C级。而《中国慢性心力衰竭诊断治疗指南》中不推荐将洋地黄类应用于DHF，认为地高辛不能增加心肌的松弛性。

5.利尿药

利尿药能减轻体液潴留，所以应用利尿药能改善心力衰竭患者的呼吸困难，因此在ACC/AHA指南中利尿药被列为Ⅰ级建议的药物。在应用利尿药过程中需要注意的是防止低血压的产生，尤其是对年龄偏大的老年患者，他们对于前负荷的减少非常敏感。襻利尿药起效快，但能够引起继发性交感神经兴奋，大剂量应用时应与少量噻嗪类或抗醛固酮类药物合用。

6.醛固酮拮抗药

在对收缩性心力衰竭的研究中发现，醛固酮在心肌的纤维化和过度肥大过程中扮演着重要角色。抗醛固酮类药物除了利尿作用外，还可以抑制RAAS，从而抑制心肌胶原的增加，因此推测其可以改善心肌的舒张功能。动物实验显示，选择性醛固酮拮抗药依普利酮能改善心肌梗死后心肌梗死的舒张功能，这一作用可能归功于其能阻止纤维化的形成。目前也有试验证明，依普利酮与依那普利合用时能够减轻左心室肥厚，且有助于改善左心室的松弛能力。

（三）非药物治疗

1.自我管理

各指南均认为自我管理是治疗心力衰竭的重要组成部分，它对患者症状、活动能力、主观感觉、死亡率和预后有着很大的影响。自我管理可以定义为维持身体稳定，避免病情恶化，发现恶化早期症状的行为。自我管理包括患者对治疗的依从性、对症状的认识、对体质量的监测、对饮食与营养治疗等方面的认识与执行。对老年人，尤其有认知障碍的老年人，更应强调这一点。有统计结果显示，有针对性的自我管理较仅仅常规治疗能明显降低患者再住院率。

2.改善冠脉循环

缺血所致的舒张功能障碍可通过冠状动脉介入治疗或主动脉内球囊反搏等非药物治疗来改善。当心功能不全的原因为心肌缺血时，应积极考虑上述治疗。

3.快速心房颤动、快速性心律失常

心动过速时，不仅收缩时间会缩短，舒张时间也会缩短，因此导致舒张功能不全。药物治疗不能满意控制的快速性心律失常（如阵发性心房颤动）是实施导管射频消融治疗的适应证。

4. CRT

左束支传导阻滞时，不仅收缩期存在非同步性，舒张期也存在非同步性。CRT原来是用于改善左心室非同步性的两心室起搏疗法，对老年心力衰竭患者实施CRT后发现，患者舒张期左心室松弛的非同步性也得以改善。但是目前尚不清楚这是CRT改善了舒张期松弛特性所致，还是通过改善收缩功能间接实现的。

心力衰竭导致的年死亡率相当高，所以目前临床非常重视死亡率这个临床终点。但是对于大部分患者，尤其是老年人，能够独立生活、没有太多的不适症状、住院次数减少都是和生命延长同样重要的目标。

目前，涉及女性和老年人的临床试验不多，因此针对这两类人群的治疗需进一步评估。老年高血压患者心排血量降低、总外周阻力增加、血容量减少、动脉硬化，导致其组织灌注量减少，患者易发生体位性低血压。老年人肝、肾排泄功能多有不同程度降低，加之常伴有多种疾病，因此常同时服用多种药物，使得药物不良相互作用发生的风险增加。为此要特别注意小剂量、个体化调整用药，尽可能简化用药品种，以减少不良反应。相信随着临床试验和基础研究的不断深入，DHF的治疗将会得到进一步完善，并找到更有效、更规范的治疗DHF的方法和药物。

第四节　老年心力衰竭伴心律失常

目前心力衰竭已经成为老年人多脏器病变的最终归宿。研究表明，年龄每增加10岁，患者心力衰竭的发病率就增加1倍。在住院的心力衰竭患者中，80%的患者年龄＞65岁。心力衰竭时，由于心肌结构重塑和电重构可导致出现各类心律失常。心力衰竭时伴发的心律失常不仅可加重心力衰竭，而且还可引起心脏性猝死，这也是导致老年心力衰竭患者死亡的重要原因之一。

一、老年心力衰竭伴心律失常的发生率

不论在国外还是在国内，患者心力衰竭的发病率和患病率都随着年龄的增加而升高。2000年我国的抽样调查显示：心力衰竭患病率为0.9%，女性高于男性（1.0%：0.7%）；北方高于南方（1.4%：0.5%）；城市高于农村（1.1%：0.8%）。其中，35～44岁、45～54岁、55～64岁和65～74岁年龄组的心力衰竭患病率分别为0.4%、1.0%、1.3%和1.3%。上海一项对住院患者的研究显示，心力衰竭患者的平均年龄由1980年的51.5岁上升至2000年的68.8岁。

年龄每增加10岁，男性心力衰竭患者的5年病死率增加11%，女性则增加61%，年龄≥80岁的心力衰竭患者很少生存超过5年。人群中50～60岁者心力衰竭患病率为1%，而年龄≥80岁者心力衰竭患病率则升至10%。老年人发生心力衰竭时，由于受血流动力学异常、神经内分泌激活、电解质紊乱及药物等因素的影响，各类心律失常的检出率明显高于非老年人。在这些心律失常中，又以心房颤动（Af）和室性心律失常最为常见。

（一）Af是老年心力衰竭患者最常见的心律失常

在我国，Af患病率为0.77%，男性为0.9%，女性为0.7%。Af患病率随着年龄的增长而升高，年龄≥60岁者Af发生率为4%，年龄≥75岁者发生率可达10%以上，男性发生率为女性的2倍。合并有心力衰竭的高龄患者，Af患病率可高达40%。发生Af后不仅使血栓栓塞并发症的发生率增加，还可使死亡率增加。充血性心力衰竭（CHF）合并Af者还可诱发恶性心律失常（18%的心室颤动和3%的室性心动过速是由Af引起的）。因此，可以认为Af的发生是CHF恶化的标志，是CHF患者死亡事件的独立危险因素。老年心力衰竭合并Af者4年的死亡风险增加52%。研究还发现，心功能分级与Af发生率有关，心功能越差，Af发生率越高。纽约心脏病学会（NYHA）心功能Ⅰ、Ⅱ、Ⅲ、Ⅳ级患者的Af发生率分别为5%、10%、25%和50%。

（二）由于血流动力学异常，心力衰竭时还会出现与机械功能恶化相一致的各种心电活动异常

心力衰竭时较易发生室性心律失常，老年人心力衰竭时发生室性心律失常的概率远远高于非老年人。室性心律失常包括室性期前收缩、非持续性室性心动过速、持续性室性心动过速、尖端扭转性室性心动过速及心室颤动等。室性期前收缩或成对室性期前收缩发生率为85%～95%，非持续性室性心动过速发生率为45%～60%。室性心律失常，特别是复杂恶性心律失常的发生率与NYHA心功能分级及LVEF密切相关。有证据表明，约有50%的CHF患者最终发生猝死，并且多数表现为室性心动过速和心室颤动。

二、老年心力衰竭伴发心律失常的常见病因

近些年来，心力衰竭的病因谱发生较大变化，老年心力衰竭患者病因中心肌梗死、高血压和糖尿病的比例明显升高，以高血压、冠心病、肺心病、糖尿病及钙化性心瓣膜病居多；非老年心力衰竭的病因以心肌炎、心肌病、风湿性心脏病为主。多种病因并存在老年心力衰竭中明显高于非老年心力衰竭，老年心力衰竭中2种或2种以上心脏病并存的检出率高达65%，以冠心病伴肺心病、高血压伴冠心病、高血压伴糖尿病、冠心病伴糖尿病多见，其中一种疾病是引起心力衰竭的主要原因，另一种如参与和促进心力衰竭的发生和发展。由于老年心力衰竭的病史较长，且多种疾病并存，互相影响，加之老年人病理生理的存在，如肝、肾功能减退，血管与心脏老化，心功能障碍，心脏长期缺血、缺氧，心脏储备能力下降，心脏电生理改变等特点，导致老年人合并心力衰竭时易合并心律失常。因此，在治疗心律失常时需综合分析、全面考虑，切不可顾此失彼。

三、老年心力衰竭伴复杂恶性心律失常的识别

（一）非侵入性检查方法

常规12导联心电图、心电图运动试验、动态心电图、QT间期的改变、信号平均心电图、心率变异、T波电交替等检查是临床常用的非侵入性检测复杂恶性心律失常的方法。T波电交替是唯一能判断是否发展到致命性恶性心律失常的非侵入性检测（Ⅰa类推荐，A级证据），其他检查如信号平均心电图、心率变

异、压力反射敏感性等仅作为不可靠的检测技术指标推荐（Ⅱb类推荐，B级证据V₃）。

（二）侵入性检查方法

心脏电生理检查有益于老年心力衰竭伴复杂恶性心律失常的识别。心肌梗死后非持续性室性心动过速（LVEF≤40%）者行心脏电生理检查和危险评定是合理的（Ⅰa类推荐，B级证据）；晕厥、原因不明的器质性心脏病或左心室功能受损患者，也推荐行心脏电生理检查（Ⅰ类推荐，B级证据）；怀疑晕厥的原因缓慢性或快速性心律失常，而非侵入性检查不能确定者，心脏电生理检查可能有用（Ⅱ类推荐，B级证据）。

四、老年心力衰竭伴心律失常药物治疗原则

（一）纠正病因和改善心功能

针对基础疾病的治疗是心力衰竭合并心律失常治疗的基础。应合理使用β-受体阻滞药、ACEI或ARB、醛固酮受体拮抗药、利尿药和强心药，积极改善患者心功能。

（二）寻找和去除各种可能诱发心律失常的因素

寻找和去除各种可能诱发心律失常的因素，如心肌缺血、感染、电解质紊乱（如低钾、低镁）等；减少或停用可能诱发或加重心律失常的药物，如Ⅰ类抗心律失常药物、正性肌力药物——磷酸二酯酶抑制药等。

（三）抗心律失常药物应用原则

（1）对于无症状性、非持续性室上性和室性心律失常者，不主张用抗心律失常药物治疗。

（2）对于持续性室性心动过速、心室颤动、曾猝死，或室上性心动过速伴快速室率或血流动力学不稳定者，应积极治疗。

（3）对于心力衰竭合并Af者，主要治疗目标是控制心室率和预防血栓栓塞。

（4）对于心力衰竭合并阵发性或持续性Af者，或以往有血栓栓塞史者，应给予华法林抗凝治疗。

（5）β–受体阻滞药、洋地黄制剂或二者联合可以应用于心力衰竭合并Af者的心室率控制，也可应用胺碘酮。

（6）对于老年心力衰竭合并Af者，应结合患者具体情况及患者对药物的反应，控制心率或心律。

（7）Ⅰ类抗心律失常药，尤其是Ⅰc类，可引起心脏功能和传导抑制，引发心律失常，增加患者死亡率，故不宜用于心律失常患者。

（8）β–受体阻滞药是治疗心力衰竭伴室上性心律失常或室性心律失常的最佳药物，还能降低心脏猝死率。

（9）胺碘酮因其极少的心肌负性作用和促心律失常作用成为治疗老年心力衰竭伴房性、室性心律失常的常用药物，也可用于Af的复律和复律后维持窦性心律的治疗。但是长期应用可以增加心力衰竭伴心律失常患者的死亡率，也无法预防心力衰竭伴心律失常患者猝死。由于胺碘酮有较多心脏外毒性作用，尤其是其可以增加患者发生肺部疾病和肿瘤的风险，因此不推荐预防性应用。

（10）依布利特主要用于Af或心房扑动患者的复律，但其有一定的促心律失常作用，尤其在心力衰竭时，患者对此药十分敏感。

五、抗心律失常药物

（一）β–受体阻滞药

β–受体阻滞药临床上常常用于心力衰竭伴心律失常的远期治疗由于β–受体阻滞药具有"三负作用"（负性变时、变力、变传导），因此起始治疗前患者应无液体潴留，并且利尿药也已维持在合适剂量。β–受体阻滞药一定要从小剂量开始，如美托洛尔6.25mg，每日2次；比索洛尔1.25mg，每日1次；卡维地洛3.125mg，每日2次。能耐受后可每2～4周将剂量加倍，同时密切观察患者的血压、心率、体质量等指标。在临床实践中我们发现，β–受体阻滞药应用过程中有这样一个规律，即开始应用时，虽然心力衰竭患者心室率和血压可一度下降（心率不宜低于每分钟55次，血压不宜低于90/60mmHg），但随着时间推移，一般2～4个月后患者可以耐受，而且多数患者心室率和血压可逐渐恢复，心功能可逐渐好转。对于无症状的低血压，通常不需要特殊治疗，也不需要更改β-受体阻滞药的治疗。但如果患者出现眩晕、头晕、乏力时，应首先考虑停用或减少硝酸酯类和其他血管扩张药的剂量，其次减少利尿药和ACEI的剂量。因此，在应用β-受体阻滞药过程中，只要患者无任何不适症状，清醒状况下心室率大于每分钟55次，收缩压＞90mmHg，即可放心应用β-受体阻滞药。

（二）胺碘酮

在老年心力衰竭伴室上性或室性心律失常的治疗中，胺碘酮是较安全、有效的药物。

1.老年心力衰竭合并Af的治疗

对于初发的Af患者，若Af发生时间＜48小时，为了尽快降低心室率，恢复窦性心律，宜首选胺碘酮治疗。因为在降低心室率方面，胺碘酮与毛花苷C是等效的，而胺碘酮还具有复律功效。推荐胺碘酮的静脉负荷量为150mg，稀释后缓慢静脉注射10分钟，然后以1mg/min的滴速滴注6小时，6小时后以0.5mg/min的滴速维持18小时。如24小时不能转复则行电复律，复律后胺碘酮0.2g，每日3次，连服7天；后改为0.2g，每日2次，连服7天；后改为0.2g，每日1次，维持治疗。长期服用者为减少胺碘酮不良反应，如无Af发作可采用服5天（0.2g/d）、停2天的方法；也可0.1g/d服用。

2.老年心力衰竭合并室性心动过速的治疗

老年心力衰竭合并室性心动过速伴血流动力学不稳定者首选电复律治疗。如无血流动力学障碍，立即予胺碘酮150mg稀释后静脉注射10分钟；如室性心动过速反复发作，应间隔10～30分钟重复追加150mg负荷量，稀释后静脉注射10分钟，直至室性心动过速终止。由于胺碘酮24小时静脉用量超过2000mg的患者易发生心率缓慢、低血压等不良反应，因此，追加负荷量的次数不能超过6次。如果胺碘酮静脉用量在900mg以上，患者室性心动过速仍未能控制，即使血流动力学稳定也应行电复律治疗。如k性心动过速终止，继续行胺碘酮静脉滴注，滴速初为1mg/min，共静滴6小时，后减量至0.5mg/min静脉维持，24小时胺碘酮静脉用量不可超过2.0g。24小时后仍若再次出现室性心动过速，可行口服胺碘酮治疗，剂量初为0.2g，每日3次，连用7～10天后再转为维持剂量0.3～0.4g/d。实践表明，0.3～0.4g/d的维持量治疗室性心律失常是有效的，如果减至0.2g/d，则易发生室性心律失常，患者心悸的症状会再次出现。为减少胺碘酮的用量，我们常常在应用胺碘酮基础上加用β–受体阻滞药，这样可使患者的临床症状减轻，室性心律失常的发生率明显降低，并且可降低胺碘酮用量至0.2g/d。

3.静脉应用胺碘酮应注意的问题

（1）静脉制剂与口服制剂临床作用不相同。静脉用药达峰时间为15～30分钟，用药早期主要表现为Ⅰ、Ⅱ、Ⅳ类抗心律失常作用，Ⅲ类抗心律失常作用一般出现较晚，较长时间静脉用药可出现口服胺碘酮的药理作用。因此，胺碘酮的静脉应用时间不应超过3天。

（2）静脉输注胺碘酮只能用5％葡萄糖溶液稀释，禁用生理盐水稀释。静脉给药需采用定量输液泵。胺碘酮溶于5％葡萄糖溶液中，当血药浓度＞2mg/mL时，可引发外周静脉炎。因此，当胺碘酮静脉滴注时间＞1小时、血药浓度＞2mg/mL时，应采用中心静脉给药。

（3）静脉用药速度不可太快，剂量不可过大，否则易引起低血压、心动过缓等不良反应。这种情况常见于老年人、血容量不足和有潜在窦房结功能不良者。

（4）胺碘酮静脉用药与口服用药转换的问题：一般来讲，静脉应用胺碘酮时间越长，口服开始的负荷量越小。由于口服胺碘酮起效时间一般在给药后2～3天。因此，口服胺碘酮应和静脉用药重合数天。临床上一般于静脉应用的次日起开始口服胺碘酮，如静脉已用胺碘酮2～3周，可直接改服胺碘酮200～400mg/d维持；如静脉已用胺碘酮1～2周，则可口服胺碘酮400～800mg/d作为负荷量；如静脉使用胺碘酮未满7天，则可口服胺碘酮600～1200mg/d作为负荷量。值得指出的是，当胺碘酮从静脉用药转换为口服用药时，所需要的剂量应依患者年龄、病情、体质量、心律失常类型等情况，因人而异地调整其负荷量及维持量。

六、抗心律失常药物治疗注意事项

（一）少用或慎用抗心律失常药

老年心力衰竭合并的心律失常，往往随着心力衰竭、肺部感染、电解质紊乱、酸碱平衡失调的纠正而自行缓解或消失，因此尽量少用或慎用抗心律失常药物。当心律失常成为老年心力衰竭的促发原因，或当患者出现恶性心律失常时，则应积极予抗心律失常治疗。

（二）改善心功能是重点

在治疗老年心力衰竭合并心律失常时，单独使用抗心律失常药物难以控制症状，因此，治疗重点应放在改善患者心功能上。随着患者心功能的改善，心律失常可得以缓解或终止。

七、非药物治疗

（一）外科治疗

心肌梗死后形成较大的心脏室壁瘤常导致血流动力学的恶化，并且易诱发严重的室性心律失常。外科室壁瘤切除术不仅能改善患者的心脏功能，而且还可以消除伴随的室性心动过速。

（二）导管消融治疗

对于Af合并轻、中度心力衰竭患者，可以行导管消融治疗，其效果比置入心脏同步化起搏器好。但是，对于Af合并NYHA心功能Ⅲ级～Ⅳ级的心力衰竭患者导管消融的效果尚不清楚。对于频繁发作的室性心动过速患者，可以行导管消融治疗，此治疗还可消除或减少埋藏式心律除颤器（ICD）置入后的频繁室性心动过速。

（三）ICD

老年心力衰竭伴Af或室性心律失常者死亡率较高，对于这些患者，宜采取预防性措施。长期应用抗心律失常药物不仅预防心律失常的效果有限，而且还会增加心力衰竭伴心律失常患者的死亡率。ICD是老年心力衰竭患者最有效的预防心源性猝死的手段，可以明显提高心力衰竭伴心律失常患者的生存率。其适应证如下。

（1）心肌梗死所致LVEF＜35％，心肌梗死40天及以上，NYHA心功能Ⅱ级或Ⅲ级的患者（属Ⅰa类）。

（2）非缺血性心肌病所致LVEF≤35%，NYHA心功能Ⅱ级或Ⅲ级患者（属Ⅰb类）。

（3）心肌梗死所致LVEF<30%，心肌梗死时间≥40天，NYHA心功能Ⅰ级（属Ⅰa类）。

（4）心肌梗死后非持续性室性心动过速，LVEF<40%且心脏电生理检查可诱发出室性心动过速或持续性室性心动过速患者（属Ⅰb类）。

（四）CRT

CRT通过右心房、右心室及左心室电极模拟生理的房室间期和室间间期激动顺序，使起搏器顺序发放电脉冲以刺激心脏，恢复房室、室内的正常传导和收缩顺序，恢复房室、左右心室间及左心室室内运动的同步性。实践证明，CRT在一定程度上解决了药物不能解决的机械不同步问题，提高了心脏每搏量，改善了心力衰竭患者心功能，降低了死亡率，大大提高了患者生活质量，是心力衰竭非药物治疗的新方法、新途径。CRT的Ⅰa类适应证：在最佳药物治疗基础上，窦性心律，LVEF≤35%，QRS时限≥120ms，NYHA心功能Ⅲ级或非卧床的心功能Ⅳ级心力衰竭，应接受有或无ICD功能的CRT治疗。CRT的Ⅱa类适应证如下。

（1）在最佳药物治疗基础上，有Af，LVEF≤35%，QRS时限≥120ms，NYHA心功能Ⅲ级或非卧床的心功能Ⅳ级心力衰竭，应接受有或无ICD功能的CRT治疗。

（2）在最佳药物治疗基础上，LVEF≤35%，NYHA心功能Ⅲ～Ⅳ级心力衰竭，而且长期依赖心室起搏的患者，应进行CRT治疗。

第五节　老年心肌病所致心力衰竭

心肌病是导致老年心力衰竭和老年人死亡的主要疾病之一。近年，随着诊断技术的发展和社会老龄化的进展，老年心肌病的检出率明显增高。心肌病是由包括遗传因素在内的各种病因引起的一组非均质的心肌病变，包括心脏机械活动和电活动的异常，常表现为心室不适当的肥厚或扩张。在2006年美国心脏病学会科学论述——心肌病最新的定义和分类中，将心肌病分为原发性和继发性两类。原发性心肌病包括扩张型心肌病（DCM）、肥厚型心肌病（HCM）、限制型心肌病（RCM）、致心律失常性右心室心肌病（ARVC）和未分类心肌病。同年召开的第三届中国心肌炎、心肌病研讨会建议我国临床医师也采用上述分类。

虽然老年人心肌病多由中青年时延续而来，但其临床表现、诊治和预后都具有独特性。老年心肌病的临床表现多样，其中约80%为扩张型，20%为肥厚型。临床上老年人心肌病极易被误诊为其他心脏病，如冠心病、缺血性心肌病、高血压性心脏病、肺心病和糖尿病性心脏病等。下面我们就老年DCM的诊治给予介绍。

一、诊断

（一）症状

（1）心肌病早期可无明显症状，随着病情进展，患者出现心力衰竭的症状，表现为心悸、乏力、气促、水肿等。

（2）个别患者会出现晕厥。

（3）部分患者可发生血栓栓塞。

（二）体征

疾病早期患者心脏可轻度或中度增大，当出现充血性心力衰竭时，心脏明显增大，可呈现以下特点。

（1）第一心音减弱，出现第三、四心音和奔马律；心前区收缩期反流性杂音，杂音由心脏增大、二尖瓣关闭不全所致。

（2）肺部受到增大的心脏挤压，可出现呼吸音减低；肺底部可听到少量的细湿啰音。两肺出现明显的干、湿啰音时，应注意是否合并了肺部感染。

（3）肝大，颈静脉怒张。

（4）下肢和颜面部水肿。

（5）发生多种类型的心律失常，以室性心律失常和心房颤动多见。

（三）辅助检查

1.X线

胸部X线示心脏增大，心胸比例增加（心肌比值＞0.5），肺淤血或肺水肿。

2.心电图

心电图示ST-T改变，表现为ST段水平降低，T波倒置、低平或双向；少数患者有病理性Q波，多由心肌广泛纤维化所致，常需与陈旧性心梗相鉴别；心律失常以室性心律失常、心房颤动、房室传导阻滞和束支传导阻滞多见。

3.超声心动图

临床主要以超声心动图作为诊断DCM的依据。临床上常用的超声诊断DCM的标准如下。

（1）女性左心室舒张末内径（LVEDd）＞5.0cm，男性LVEDd＞5.5cm。

（2）左心室射血分数（LVEF）＜45%和（或）左心室缩短速率＜25%。一般不常规进行心导管检查。在临床怀疑有冠状动脉起源异常或需除外冠心病时，可选择主动脉根部造影或冠状动脉造影。

4.心肌活检

老年DCM心肌活检一般无特异性病理改变，大多显示不同程度心肌肥厚、纤维化，没有明显的淋巴细胞浸润，故不推荐常规使用。心肌活检与免疫组织学方法及聚合酶链式反应的原位杂交结合可作为与病毒性心肌炎相鉴别的手段。门控心血池扫描可测定心室腔大小、心脏收缩功能、射血分数。核素心肌扫描可发现室壁运动弥漫性减弱。

5.放射性核素显像

DCM缺乏特异性诊断标准，需排除引起心肌损害的其他疾病，如冠心病、高血压、心脏瓣膜病、先天性心脏病、心包疾病、肺源性心脏病、神经肌肉性疾病、糖尿病心肌病等，此外还要排除继发性心肌病所致的DCM，常见如病毒性心肌炎、酒精性心肌病等。

二、治疗

治疗目标：阻止诱发因素，有效控制心力衰竭和心律失常，预防猝死和栓塞，提高老年DCM患者的生活质量和生存率。

（一）病因治疗

对于不明原因的DCM，要积极寻找病因，排除引起心肌疾病的可能病因，并给予积极治疗，如控制感染、严格限酒或戒酒、改变不良的生活方式等。

（二）药物治疗

2005年，美国慢性心力衰竭诊断与治疗指南将心力衰竭分为4个阶段。虽然DCM初次诊断时患者的心功能状态各异，但由于近年来DCM得到早期诊断和治疗，患者的预后有了明显改善。因此，有必要针对DCM心力衰竭各个阶段进行治疗。

在早期阶段，DCM仅仅表现为心脏结构的改变，超声心动图显示心脏扩大、收缩功能受损，但无心力衰竭的临床表现。此阶段应积极进行早期药物干预治疗，药物包括β-受体阻滞药和ACEI，药物治疗可减少心肌损伤、延缓病变发展。在DCM早期针对病因和发病机制的治疗更为重要。

在中期阶段，超声心动图显示心脏扩大、LVEF降低，患者出现心力衰竭的临床表现。此阶段应按中华医学会心血管病学分会慢性收缩性心力衰竭治疗建议进行治疗。

（1）有液体潴留的患者应限制盐的摄入，并合理使用利尿药。利尿药通常从小剂量开始，如呋塞米20mg/d，或氢氯噻嗪25mg/d，后逐渐增加剂量，直至尿量增加，体质量每日减轻0.5～1.0kg。

（2）对于所有无禁忌证者，均应积极使用ACEI，不能耐受者使用ARB。ACEI治疗前，应注意将利尿药维持在最合适的剂量，从很小剂量开始，逐渐递增，直至达到目标剂量，滴定剂量和过程需个体化。

（3）所有病情稳定、LVEF<40%的患者均应使用β-受体阻滞药。目前有证据表明，可用于心力衰竭的β-受体阻滞药有卡维地洛、美托洛尔和比索洛尔；应在ACEI和利尿药的基础上加用β-受体阻滞药（无液体潴留、体质量恒定），需从小剂量开始，患者能耐受则每2～4周将剂量加倍，以达到静息心率每分钟≥55次时的剂量为目标剂量或最大耐受量。

（4）对有中、重度心力衰竭表现又无肾功能严重受损的患者，可使用螺内酯20mg/d、地高辛0.125mg/d。

（5）对有心律失常导致心源性猝死发生风险的患者，可针对性选择抗心律失常药物治疗（如胺碘酮等）。

在晚期阶段，超声心动图显示心脏扩大、LVEF明显降低，患者出现顽固性终末期心力衰竭的临床表现。此阶段在上述利尿药、ACEI/ARB、地高辛等药物治疗基础上，可考虑短期（3～5天）应用环磷酸腺苷正性肌力药物，推荐剂量为多巴酚丁胺2～5μg/（kg·min），磷酸二酯酶抑制药米力农50μg/kg负荷量，继以0.375～0.75μg/（kg·min）维持。药物不能改善症状者，建议心脏移植等非药物治疗方案。

DCM患者扩大的心腔内形成附壁血栓很常见，因此栓塞是本病的常见合并症。对于有心房颤动或深静脉血栓形成等发生栓塞性疾病风险且没有禁忌证的患者，可予口服阿司匹林75～100mg/d，预防附壁血栓形成。对于已经有附壁血栓形成和发生血栓栓塞的患者，必须给予长期抗凝治疗，口服华法林，调节剂量使国际化标准比值（INR）保持在2～2.5。

泛癸利酮（辅酶Q_{10}）参与氧化磷酸化和能量的生成过程，并有抗氧自由基和膜稳定作用，泛癸利酮（辅酶Q_{10}）用法为10mg口服，每日3次。曲美他嗪通过抑制游离脂肪酸β氧化，促进葡萄糖氧化，利用有限的氧，产生更多ATP，优化缺血心肌的能量代谢作用，有助于心肌功能的改善，因此可以用于缺血性心肌病患者，用法为20mg口服，每日3次。

（三）非药物治疗

少数患者有严重的心律失常，危及生命，药物治疗不能控制，LVEF<30%，伴轻度至中度心力衰竭症状、预期临床状态预后良好的，建议置入ICD，以预防猝死。约1/3LVEF降低和NYHA心功能Ⅲ～Ⅳ级的心力衰竭患者QRS波增宽>120ms，提示心室收缩不同步。有证据表明，心室收缩不同步可导致心力衰竭患者死亡率增加，通过双腔起搏器同步刺激左、右心室即CRT，可纠正心室不同步收缩，改善心脏功能和血流动力学而不增加氧耗，并使衰竭的心脏产生适应性生化改变，改善严重心力衰竭患者的症状、提高6分钟步行能力，并显著改善患者生活质量。8项全球大范围随机临床试验提示，LVEF<35%、NYHA心功能Ⅲ～Ⅳ级、QRS间期>120ms伴有室内传导阻滞的严重心力衰竭患者是CRT的适应证。

（四）特殊治疗

近年来，随着药物和非药物治疗的广泛开展，多数DCM患者生活质量和生存率得到了提高，但部分患者尽管采用了最佳的治疗方案，病情仍进展到心力衰竭的晚期，需要考虑特殊治疗策略，建议：①等待心脏移植。②不适于心脏移植的患者或估计药物治疗1年病死率＞50%的患者，给予永久性或"终生"左心室辅助装置治疗，左心室辅助装置治疗可提供血流动力学支持。对于常规内科治疗或介入等方法治疗无效的难治性心力衰竭患者，心脏移植是目前唯一已被证明有效的外科治疗方法。

（五）探索中的治疗方法

目前DCM的治疗主要针对心力衰竭和心律失常，现有的抗心力衰竭药物能在一定程度上提高患者的生存率，但未从根本上逆转心肌细胞损害、改善心脏功能。DCM病因和发病机制的阐明，将有助于探索针对DCM的早期防治方法。列举以下几种治疗方法。

1.免疫学治疗

DCM患者抗心肌抗体介导心肌细胞损害的机制已阐明，临床常规检测抗心肌线粒体腺苷酸转移酶（抗ANT）进行病因诊断，有助于对早期DCM患者进行免疫学治疗。

（1）阻止抗体效应：针对抗、ANT抗体，选用地尔硫草；针对抗β_1受体抗体，选用β-受体阻滞药，可以阻止抗体介导的心肌损害，防止或逆转心肌病的进程。

（2）免疫吸附抗体：有几项研究表明，免疫吸附清除抗β_1受体抗体可使DCM患者LVEI\LVEDd和心功能明显得到改善；临床试验证明，自身抗体在DCM发病中有促进作用。

（3）免疫调节：新诊断的DCM（出现症状时间在5个月内）患者静脉注射免疫球蛋白，通过调节炎症因子与抗炎因子之间的平衡，可减轻炎症反应，改善患者心功能。

（4）免疫抑制治疗：近年来有研究指出，免疫抑制治疗对DCM患者有益；类固醇和硫唑嘌呤短期免疫抑制治疗对慢性心力衰竭和经免疫组织学证实的心肌

炎患者有益；在治疗DCM时，国际上采用环磷酰胺、抗CD_4单抗阻断自身免疫反应进行治疗，取得了良好疗效

2.重组人生长激素治疗

基因重组分泌型人生长激素具有一定的改善DCM心力衰竭患者心功能的作用，生长激素直接或间接通过血浆中的胰岛素样生长因子发挥作用。有研究指出，生长激素增加了心肌质量，缩小了心室内径，使患者血流动力学参数和心肌能量代谢及临床状态得以改善。

3.细胞移植

骨髓干细胞具有多向分化能力，可产生与亲代表型和基因一致的子代细胞。有研究认为，骨髓干细胞移植至心脏可以分化为含缝隙连接蛋白（CX43）的心肌细胞，与原心肌细胞形成缝隙连接，参与心脏的同步收缩，抑制左心室重构；还可分化为内皮祖细胞，在缺血区形成新的营养血管，促使心脏功能恢复。

4.基因治疗

随着分子生物学技术的发展和人们对DCM认识的深入，现在发现基因缺陷是部分患者发病机制中的重要环节，基因治疗DCM也因此成了目前的研究热点。有实验研究发现，补充正常delta-SG基因、肝细胞生长因子基因来治疗DCM仓鼠，可改善其心功能、延长其寿命；转染单核细胞趋化蛋白-1基因治疗，可明显减轻自身免疫性心肌炎的症状。

5.中医药疗法

临床实践发现，生脉饮、真武汤等中药方剂可以明显改善DCM患者心功能。中药中有一些能保护脏器和抗纤维化的药物，如丹参、当归、黄芪、茯苓等，中药复方抗纤维化是一个很有研究价值和应用前景的领域。

三、老年心肌病治疗中的特殊性

在治疗老年心肌病过程中，应充分注意老年人的生理特点和个体差异。老年心肌病患者易并存多系统疾病，且各系统疾病之间可相互影响，易加重病情。老年人的各个器官功能均有不同程度的衰减，用药容易出现不良反应。老年心肌病治疗措施与其他年龄组患者的治疗措施相同部分包括：限盐、休息、应用强心药、利尿药、血管扩张药等综合治疗。在确定老年心肌病治疗方案时，应全面考虑，抓主要矛盾，充分认识老年心肌病心力衰竭临床治疗中的特殊性，同时，也

应特别重视综合治疗，并及时、准确地掌握治疗的每一个环节。

（一）利尿药的应用

老年人肾功能减退，肾小管重吸收能力差，因此应合理地间歇地使用利尿药。利尿药使用不当会导致患者发生致命性心律失常。

（二）抗菌药物的应用

老年心肌病心力衰竭患者易合并呼吸道感染，而感染可加重心力衰竭，且老年人的感染症状往往不明显，因此在治疗中应特别注意感染的防治，做到及时发现、积极处理，应选用抗菌作用强而不良反应小的抗菌药物。

第六节　心力衰竭的护理

一、慢性心力衰竭护理

（一）护理诊断

1.气体交换受损

与左心功能不全致肺循环淤血有关。

2.焦虑/恐惧

慢性心力衰竭反复发作，疾病带来不适感，与病情较重及不适应监护室气氛有关。

3.体液过多

与右侧心力衰竭导致体循环淤血，水钠潴溜，低蛋白血症有关。

4.活动无耐力

与心力衰竭导致心排血量有关。

5.潜在并发症

有药物中毒危险及皮肤完整性受损的危险。

（二）护理措施

1.一般护理措施

（1）保证患者充分休息。应根据心功能情况决定活动和休息原则：NYHA I 级患者，可不限制活动，但应增加午休时间；轻度心力衰竭NYHA II 级患者，可起床稍事轻微活动，但需增加活动的间歇时间和睡眠时间；中度心力衰竭NYHA III 级患者，以卧床休息，限制活动量为宜；重度心力衰竭NYHA IV 级患者，必须严格卧床休息，给予半卧位或坐位。对卧床患者应照顾其起居，方便患者的生活。病情好转后可逐渐增加活动量，以避免因长期卧床，而导致肌肉萎缩、静脉血栓形成、皮肤损伤、消化功能减退等不良后果。

长期卧床者休息与活动：卧床期间鼓励患者经常变换体位，在床上常做深呼吸运动和下肢被动性活动，以避免压疮、肺部感染、下肢深静脉血栓形成及肌肉萎缩等并发症的发生。卧床期间保持患者舒适体位，大多数患者愿意采取坐位或半坐位以缓解呼吸困难。心力衰竭症状好转后：护士应根据病情和患者活动时的反应确定活动的持续时间和频度。应逐渐增加活动量，可遵循从卧床到坐起或床边静坐、病室内活动、病室外活动的顺序锻炼活动耐力。活动中出现不适的处理：告诉患者在活动中出现心悸、心前区不适、呼吸困难、头晕眼花、大汗、极度疲乏等现象时，应立即停止活动，安静休息，并将这一情况报告医护人员以调整活动计划。

（2）吸氧。合理给氧对疾病的恢复有重要的作用。对冠心病、心肌梗死、高血压合并心力衰竭患者可给予高流量吸氧；一般心力衰竭患者需要给予持续低流量氧气吸入，氧流量限制在2~4L/min，肺心病并心力衰竭患者或长期慢性缺氧的患者应忌高流量吸氧，可给间断低流量吸氧；但对严重缺氧而无明显二氧化碳潴留者可给予高流量间断吸氧。监测患者肺部体征变化，适时调整需氧量，观察导管通畅程度，以免引起左心室搏血量减少或者血压下降，必要时面罩加压给氧，病情控制后改间断吸氧。应观察吸氧后患者的呼吸频率、节律、深度的改变，随时评估呼吸困难改善的程度。

（3）饮食。心力衰竭患者要选择易消化、清淡的半流质或软质饮食，不可暴饮暴食，可少食多餐。对严重心力衰竭患者，需采取无盐饮食，即摄入米、面、粥、豆浆、新鲜肉类及淡水鲜鱼等含盐量低的食物。心力衰竭得到改善后，可予以低盐饮食，摄取量控制在2～3g/d，长此以往可有效预防心力衰竭复发，在低盐饮食中可加入多种青菜（除芹菜、卷心菜、菠菜以外）、水果、谷类、豆类、猪油或植物油、无盐调味品、咖啡或糖、牛奶（应<250mL）、食糖、淡水鲜鱼等。此外，像苏打粉、食盐、巧克力、果仁、皮蛋、各类含钠调味品和饮品、海鲜或咸货等食品应限量食用，或尽量少食用。钠潴留会引起水潴留，要严格控制钠的摄取量，而水分则无需特别控制。患者的液体摄取量应控制在：夏季2～3L/d，冬季1.2～2L/d。针对难治性心力衰竭患者，本身可能患有稀释性低钠血症，或者伴有原发性水潴留，血清白蛋白减少，需严格控制钠、水的摄取量。

（4）保持大便通畅。心力衰竭患者保持大便的通畅是护理措施的一个重要事项。所以，患者需要进行排便的练习，排便时勿用力，便秘者予缓泻药，也可以在饮食中加入膳食纤维来帮助患者进行排便。

（5）加强皮肤口腔护理。长期卧床患者应勤翻身，以防局部受压而发生皮肤破损，保持床铺整洁，平整，防止褥疮发生。加强口腔护理，每天可用生理盐水或多贝尔液体对患者的口腔进行清理。以防发生由于药物治疗引起菌群失调导致的口腔黏膜感染。病情稳定后适当下床活动。室内温度较高时患者出汗比较多，要及时将患者浸湿的衣服换掉。注意某些传染疾病的交叉感染，为患者营造安静的病房环境，减少陪护。

（6）控制静脉补液速度。一般为1～1.5mL/min，滴速过快，加重心脏负担，输液过多、过快不利于病情的缓解，可能会使患者的血压升高，心脏停搏，造成不可挽回的局面。所以，心力衰竭患者如果能避免就尽量避免输血输液。如果确实有必要，要严格的对输血输液的量进行控制，也要对输液输血的速度进行严格的限制。成人每天的补液量为750～1000mL，最高<1.5L，输血量<300mL，注意输血输液的速度不可过快。在输血输液的过程中护士要严密观察患者的情况，如有异常情况发生要及时通知医师处理。

（7）每日测体重。心力衰竭患者每天早晨测量一次体重，如1～2天内体重快速增加，应考虑是否有水钠潴留，可在医师的指导下增加利尿药的用量。记录24小时出入量，有腹水者每天测量腹围。双下肢水肿严重者，适当抬高下肢。

（8）病室安静舒适，空气新鲜，定时通风，冬天注意保暖。

（9）遵医嘱给予利尿药，强心药和扩血管药。并注意药物不良反应。在使用利尿药之前需称体重，使用利尿药通常选在早晨或上午，发挥效果在白天，以免妨碍患者的夜间休息。使用利尿药后，需精确记录出入量，每天都要称体重，依此来推断利尿效用。如果尿量<500mL/d，则表明利尿无效，在这种情况下，应严密观察并辅助医师查找无效的缘由。如患者连续数天尿少、无尿，则表示病情严重或因心力衰竭加剧，肾血流量降低、心排出量明显减少所导致。如患者尿量>2L，且体重变轻，表明利尿效果佳。运用排钾或强效利尿药极易造成酸碱平衡失调和电解质紊乱，故需检查电解质，做到早发现早治疗。

（10）心理护理患者。对于心力衰竭患者进行心理的护理是非常有必要的。这样可以减轻患者的心理负担，增加患者的安全感。患者在精神应激的状态下，会诱发心力衰竭，出现肺水肿的问题。患者出现急性心力衰竭时候而发生的呼吸困难，容易让患者感到恐惧与不安，此时护理人员需要主动的关心患者，感受患者的痛苦，为患者提供足够的心理安慰，如有必要可以为患者少量使用镇静药等药物，以降低因为交感神经兴奋而对患者心脏功能的影响。可为患者提供地西泮0.5mg，硝西泮（硝基安定）10mg睡前服用等。患者如果有极度烦躁情绪或者急性肺水肿问题，可使用5～10mg盐酸吗啡进行皮下注射，或者使用10～20mL的生理盐水将1～3mg的盐酸吗啡进行稀释缓慢注入静脉，注射过程中要对患者有无出现呼吸抑制的问题密切观察。

2.病情观察和对症护理

（1）注意早期心力衰竭的临床表现：一旦出现劳力性呼吸困难或夜间阵发性呼吸困难，心率增加、乏力、头晕、失眠、烦躁、尿量减少等症状，应及时与医师联系，并加强观察。如迅速发生极度烦躁不安、大汗淋漓、口唇青紫等表现，同时胸闷、咳嗽、呼吸困难。发绀、咳大量白色或粉红色泡沫痰，应警惕急性肺水肿发生，立即准备配合抢救。

（2）定期观测水电解质变化及酸碱平衡情况：低钾血症可出现乏力、腹胀、心悸、心电图出现U波增高及心律失常，并可诱发洋地黄中毒。少数因肾功能减退，补钾过多而致高血钾，严重者可引起心脏停搏，低钠血症表现为乏力、食欲减退、恶心、呕吐、嗜睡等。

3.并发症预防和护理

（1）呼吸道感染：室内空气流通，每日开窗通风2次，避免阵风，寒冷天气注意保暖，长期卧床者鼓励翻身，协助拍背，以防发生呼吸道感染和坠积性肺炎。

（2）血栓形成：由于长期卧床，使用利尿药引起的血液动力学改变，下肢静脉易形成血栓。应鼓励患者在床上活动下肢和作下肢肌肉收缩，协助患者做下肢肌肉按摩。用温水浸泡下肢以加速血液循环，减少静脉血栓形成。当患者肢体远端出现局部肿胀时，提示已发生静脉血栓，应及早与医师联系。

4.观察治疗药物反应

（1）洋地黄类药物：洋地黄治疗有效的指标是心率减慢、肺部啰音减少或消失、呼吸困难缓解、水肿消退、体重减轻、尿量增加、情绪稳定等。给洋地黄类药物前应询问患者有无恶心、呕吐，并听心率，如心率低于每分钟60次或节律发生变化（如由原来规则变为不规则，或由不规则突然变为规则），室性期前收缩，房室传导阻滞。神经系统表现为视物模糊、黄绿视等，应考虑洋地黄中毒可能，立即停药，同时与医师联系，采取相应处理措施。洋地黄类药物监测，严密观察患者使用洋地黄前后的反应，必要时监测血清地高辛浓度。洋地黄类药物中毒处理：如心率低于每分钟60次或节律发生变化（如由原来规则变为不规则，或由不规则突然变为规则），通知医师，做心电图，必要时补钾，纠正心率失常，禁电复律。洋地黄类药物注意事项，如严格按医嘱给药，教会患者服用地高辛时自测脉搏，不能自行加量或减量，并要定期监测洋地黄浓度。用毛苷丙或毒毛花苷K时务必要稀释后缓慢静脉注射，并同时监测了心律、心率及心电图变化，防止洋地黄中毒。

（2）扩血管药物：静脉滴注速度过快可引起血压骤降甚至休克，用药过程中，尤其是刚开始使用扩血管药物时，须监测血压变化，注意根据血压调节滴速。如血压下降超过原有血压的20%或心率每分钟增加20次应停药，嘱咐患者起床和改变体位时，动作宜缓慢，以防发生低血压反应。

（3）利尿药：持续大量应用利尿药可致血流动力学改变和电解质紊乱，注意水电解质变化和酸碱平衡情况。过度利尿可致循环血容量减少、血液黏滞度升高，使易于发生静脉血栓；排钾利尿药可致低钾、低钠、低氯，应与保钾利尿药同时使用。或在利尿时补充氯化钾，防止低钾血症诱发洋地黄中毒和心律失常，低钾时患者出现乏力、腹胀、心悸、心电图出现u波增高及心律失常；保钾利尿药可引起高血钾，诱发心律失常甚至心搏骤停，故肾功能不全的患者应慎用；低钠时患者出现疲倦乏力、食欲减退、尿量减少、表情淡漠等。故利尿药应间断使用，并定期测量体重、记录每日出入量。

（4）见尿补钾：心力衰竭患者在服用洋地黄药物时，要严格遵守医嘱，不能自行加量或减量，并要定期监测洋地黄浓度，防止洋地黄中毒。长时间使用利尿药时，应在医师的指导下服用补钾、补氯药物，还要多吃橙子、香蕉、土豆等含钾食物，以保持电解质平衡。

二、急性心力衰竭护理

（一）抢救配合与护理

急性左侧心力衰竭是心脏急症，应分秒必争抢救治疗，治疗基本原则：患者取坐位，双下肢下垂，以减少静脉回流；吸氧；吗啡；快速利尿；血管扩张药；强心苷，最适用于有心房颤动伴有快心率并已知有心室扩大伴左心室收缩功能不全者；氨茶碱；其他。

（二）护理诊断

1.心搏出量不足

由急性心功能不全所致。

2.气体交换受损

与急性肺水肿有关。

3.恐惧

与窒息、呼吸困难有关。

4.活动无耐力

与每搏量减少、呼吸困难有关。

5.清理呼吸道无效

与大量泡沫样痰有关。

6.体液过多

下肢水肿与体循环淤血有关。

7.潜在并发症

心源性休克、猝死、洋地黄中毒。

（三）一般护理

1.心理护理

急性心力衰竭患者很容易产生焦虑，恐惧等负面情绪。护士应耐心向患者解释治疗的目的，鼓励患者配合治疗，增加患者的信心和安全感，消除患者的焦虑和紧张情绪。护理人员应多与患者沟通，根据患者存在的心理问题有针对性地做好康复指导，必要时与医师联系。

2.立即让患者取坐位或半坐位

两下肢下垂或放低，（双下肢下垂、双手置于床边缘、上身前倾、低头耸肩），以利于呼吸和减少静脉回心血量，减轻呼吸困难，减轻肺水肿。

3.保持呼吸道通畅

及时吸除呼吸道分泌物。观察咳嗽情况，痰液性质和量，咯血的性质、程度、情绪的变化。

4.迅速有效地纠正低氧血症

急性心力衰竭由于心排血量急剧减少，组织灌注不足，组织严重缺氧，护士立即给予高流量氧气吸入，采用鼻导管式给氧或加压面罩给氧8～10L/mm提高气体交换的面积，改善通气，提高吸氧疗效。对于缺氧与二氧化碳潴留同时并存者，应用低流量、低浓度持续给氧，用氧期间，护士要观察患者呼吸情况，评估呼吸困难改善程度。对于病情严重者，给予无创呼吸机正压通气（NIPPV）加压面罩给氧，上述措施无效时采取气管插管。

5.迅速建立静脉通道

保证静脉给药和采集电解质、肾功能等血标本。尽快送检血气标本。

6.心电图、血压等监测

心电图、血压等监测以随时处理可能存在的各种严重的心律失常。

7.记录24小时出入量

密切观察病情变化，发绀及肺内体征变化；洋地黄类药物的毒性反应。给予心电监护，监测心电、呼吸、血压、尿量等变化，并做详细记录。

8.加强皮肤及口腔的护理

预防压疮及口腔溃疡。

9.保持大便通畅

腹内压增加使心脏负担加重，心肌缺氧加重；又由于迷走神经张力过高，反射性引起心律失常危及生命。

10.控制静脉补液速度

患者治疗过程中为保持其液体输入量平衡，输液量及输液速度都应控制在一定的范围内，每分钟20～30滴，避免快速输入，加重心脏负担。

11.饮食饮食

一般患者饮水量以600～800mL/d为宜。此外，引导患者食用富含维生素、清淡以及易于消化的低热量半流食物，对含钠过高的食物应适当控制，并且不能暴饮暴食，做到少量多餐。在食欲较好的情况下，为避免加重患者心脏负担，进食不能过快或过饱。

12.活动护理

经治疗后，随患者病情逐渐好转，为避免形成静脉血栓，护理人员每天应鼓励患者适当的运动，最好让患者每3～4小时进行1次肢体活动，活动过程中以不出现气促、心悸为度，以此减少直立性低血压。针对心功能较差的患者，锻炼过程中要有间歇时间，以此改善患者心肺功能，使其自身免疫力得到提高。

第三章 脑 卒 中

第一节 脑卒中的流行病学及病理生理

出血性脑卒中和缺血性脑卒中，两者处在完全对立的状态。出血性脑卒中的特点是颅腔内积聚了太多的血液，而缺血性脑卒中则是血液太少无法对部分脑组织提供足够的氧气和营养物质。

一、流行病学

就全球范围而言，缺血性脑卒中的发病率是68%，而出血性脑卒中的发病率则为32%。在低、中等收入国家中，出血性脑卒中具有较高的发病率。在美国，缺血性脑卒中、脑内出血和蛛网膜下腔出血患者的比例分别为87%、10%和3%。

在世界范围内，脑卒中是第二个最常见的死因，第三个最常见的致残原因。

在中国，脑卒中给国家带来的负担是最重的。脑卒中的年龄标准化患病率、发病率和死亡率约为1115/（10万人·年）、247/（10万人·年）和115/（10万人·年）。这些数据显示和发达国家相比，中国的患病率较低，但是病死率之高则为世界之最。

现阶段，脑卒中的发病率在高收入国家是下降的，包括美国，但在低收入国家中发病率却是上升的。在高、低收入国家与脑卒中有关的病死率正在下降，但是脑卒中发病者、脑卒中幸存者、脑卒中相关死亡者和脑卒中相关致残者的全球经济负担却依然高居不下，且还在上升。

二、病理生理

梗死的脑组织开始时是灰白色的。在数小时到数天时间内，灰白色的脑组织变成充血状态：可见充血扩张的脑血管和微小的瘀点样出血。

当阻塞了大血管的栓子在数分钟到数天内移行、消散或弥散，再循环进入梗死区域时，不仅会导致出血性梗死，而且会因为血脑屏障的破坏而加重水肿形成。

大部分缺血性脑卒中是由逐渐减少的动脉血供引起的，后者能运载着葡萄糖和氧气到脑组织中。缺血性脑卒中的另一个起因难于归类是由引流大脑血流的静脉闭塞所引起的。静脉闭塞导致了液体积聚产生脑水肿，另外，可同时引起脑缺血和脑内出血。

原发性ICH在出血的部位通过压迫周围结构而直接破坏脑组织。

第二节　脑卒中的临床分型

一、短暂性脑缺血发作

短暂性脑缺血发作（TIA）是指由于局部脑组织或视网膜缺血引起的短暂性神经功能缺损，临床症状一般不超过1小时，最长不超过24小时，且无急性梗死的证据。TIA是脑卒中，尤其是缺血性脑卒中最重要的危险因素。我国TIA的年人群患病率为180/10万，发病率随年龄的增长而增高。多数患者反复发作，如不及时控制容易发展为完全性卒中，可危及生命。

（一）临床表现

1.临床特点

（1）好发年龄为50～70岁，男性多于女性。患者常伴有高血压、动脉粥样硬化、糖尿病、高血脂、心脏病等脑血管疾病的高危因素。

（2）发作突然，大部分于5分钟左右达到高峰，1小时内恢复，持续不超过24小时。每次发作后症状、体征可完全恢复，不遗留神经功能缺损症状。

（3）常反复发作，每次发作的症状、体征相对较恒定。

2.不同动脉系统TIA表现

（1）颈内动脉系统TIA：常见的临床症状为病灶对侧发作性肢体单瘫、偏瘫和面瘫以及单肢或偏身麻木。特征性症状为病变侧单眼一过性黑矇或失明，对侧偏瘫及感觉障碍，优势半球受累可有失语。可能出现的症状有对侧同向性偏盲，但少见。

（2）椎-基底动脉系统TIA：常见的临床症状为眩晕、恶心和呕吐、平衡失调。特征性症状为跌倒发作和短暂性全面遗忘症（TGA）。前者表现为转头或仰头时，双下肢突然失去张力而跌倒，无意识障碍，常可很快自行站起；后者表现为发作时出现短时记忆丧失，有时间、地点定向障碍，但对话、书写和计算能力正常，无意识障碍，患者对此有自知力，持续数分钟或数小时。可能出现的症状有吞咽障碍、构音不清、共济失调、交叉性感觉障碍、交叉性瘫、眼外肌麻痹和复视、意识障碍伴或不伴瞳孔缩小。

（二）实验室及其他检查

1.影像学

磁共振血管成像（MRA）可见颅内动脉狭窄；数字减影血管造影（DSA）可明确颅内、外动脉的狭窄程度；发作时弥散加权磁共振成像（MRI）和正电子发射体层显像（PET）可显示脑局部缺血性改变。

2.彩色经颅多普勒（TCD）

可见动脉狭窄及动脉粥样硬化斑块。

3.其他

血常规、血流变、血生化、血脂、血糖等检查有助于发现病因。

（三）诊断要点

绝大多数TIA患者就诊时症状和体征已经消失，而头颅CT或MRI检查无异常发现，故其诊断主要依据病史。凡年龄在45岁以上，突然发作，持续时间短，症状和体征在24小时内完全恢复，不留下任何功能缺损并反复发作者，应考虑本病。

二、脑梗死

脑梗死（CI）又称缺血性脑卒中（CIS），是指由脑部血液供应障碍造成缺血、缺氧引起的局限性脑组织缺血性坏死或脑软化。临床常见类型有脑血栓形成、脑栓塞、腔隙性脑梗死及分水岭脑梗死。脑梗死病例约占全部脑卒中病例的80%。

（一）脑血栓形成

脑血栓形成（CT）即动脉粥样硬化性脑梗死，指脑动脉的主干或其皮层支因动脉粥样硬化、各种动脉炎等血管病变使血管的管腔狭窄或闭塞，进而发生血栓形成，造成脑局部血流急性减少或中断，从而发生脑组织缺血、缺氧，软化坏死，出现相应的神经系统症状和体征，是脑梗死中最常见的类型。

1.临床表现

与梗死部位、受损区侧支循环等情况有关。

（1）临床特点

①动脉粥样硬化性脑梗死多见于中老年人，动脉炎性脑梗死则以中青年多见。

②多在安静休息或夜间睡眠中发病，部分患者起病前短期内有一侧肢体麻木、无力、头痛或头昏等前驱症状，约25%患者有TIA病史。除大面积脑梗死外，大多数患者意识清楚。

③起病较缓慢，症状多在发病后10小时或1～2日达到高峰。

④以偏瘫、失语、偏身感觉障碍、共济失调等局灶定位症状为主；部分患者可有头痛、呕吐、意识障碍等全脑症状。

（2）临床类型

根据起病形式和病程常可分为以下类型：

①完全型：发病后6小时内病情达高峰，病情重，表现为一侧肢体完全瘫痪甚至昏迷。

②进展型：起病后症状在48小时内逐渐进展或呈阶梯式加重。

③缓慢进展型：发病2周后症状仍逐渐进展，症状逐渐加重，历时数日甚至

数周，直到出现完全性卒中，常见于颈内动脉颅外段以及颈内动脉的进行性血栓形成，与全身或局部因素所致脑灌注减少有关。

④可逆性缺血性神经功能缺损（RIND）：患者的神经症状和体征较轻，持续24小时以上，可于3周内完全缓解，不留任何后遗症。可能是由于侧支循环代偿迅速而完善、血栓溶解或伴发的血管痉挛及时解除等未导致不可逆的神经细胞损害。

（3）不同脑血管闭塞的临床特征

不同的脑动脉血栓形成可有不同的临床症状和定位体征。

①颈内动脉：颈内动脉主干血栓形成，以偏瘫、偏身感觉障碍、偏盲"三偏征"和精神症状为多见，主侧半球受累可出现不同程度的运动性失语、失用和失认，还可出现病灶侧的原发性视神经萎缩，出现特征性的患侧眼失明伴对侧偏瘫，即黑朦交叉性麻痹，Horner征，动眼神经麻痹和视网膜动脉压下降。颅外段动脉闭塞时，颈动脉可有触痛，呈条索状，搏动减退或消失，颈部可听到异常血管杂音。如果侧支循环良好，临床上可不出现症状。

②大脑中动脉。

A.主干或一级分支闭塞：出现对侧偏瘫、偏身感觉障碍和同向性偏盲，优势半球受累时还可出现失语、失读、失算、失写等言语障碍。梗死面积大、症状严重者可出现头痛、呕吐等颅内高压症状及昏迷等。

B.深穿支闭塞：出现对侧偏瘫（上下肢瘫痪程度相同），一般无感觉障碍及偏盲，优势半球受损时可有皮质下失语。

C.皮质支闭塞：出现偏瘫（上肢重于下肢）及偏身感觉障碍，优势半球受累可有失语，非优势半球受累可出现对侧偏侧忽略症等。

③大脑前动脉。

A.主干闭塞：当病变发生在前交通动脉之前，因病侧大脑前动脉远段可通过前交通动脉代偿，故可无任何症状和体征；当病变发生在前交通动脉之后的主干，则出现对侧偏瘫和感觉障碍（下肢重于上肢），可伴有排尿障碍（尿潴留或尿急），也可出现反应迟钝、表情淡漠、欣快等精神症状以及强握反射、吸吮反射，在优势半球者可见Broca失语。

B.皮质支闭塞：常可引起以对侧下肢远端为主的中枢性瘫，可伴有感觉障碍、排尿障碍，也可出现表情淡漠、欣快等精神症状以及强握反射、吸吮反射。

C.深穿支闭塞：出现对侧中枢性面、舌瘫痪及上肢轻瘫。双侧大脑前动脉闭塞时可出现精神症状伴双侧瘫痪。

④大脑后动脉。

A.主干闭塞：对侧偏盲、偏瘫、感觉障碍和丘脑综合征，优势半球可出现失读症。

B.皮质支闭塞：可引起对侧偏盲、象限盲或皮质盲，而黄斑视力保存（黄斑回避现象）。

C.深穿支闭塞：深穿支包括丘脑穿通动脉、丘脑膝状体动脉。丘脑穿通动脉闭塞表现为对侧肢体舞蹈样运动，不伴偏瘫及感觉障碍；丘脑膝状体动脉闭塞常可引起丘脑综合征，表现为对侧偏身感觉障碍（如感觉异常、感觉过度、丘脑痛、轻偏瘫等），对侧肢体舞蹈症，对侧手足徐动症，还可出现动眼神经麻痹、小脑性共济失调。

⑤基底动脉：基底动脉分支较多，主要分支包括小脑前下动脉、内听动脉、旁正中动脉、小脑上动脉等，不同部位闭塞其临床表现各不同。

A.基底动脉主干闭塞：可引起广泛脑桥梗死，出现四肢瘫痪、瞳孔缩小、多数脑神经麻痹以及小脑症状等，严重者可迅速昏迷、高热甚至死亡。

B.脑桥基底部梗死：出现闭锁综合征，患者意识清楚，因四肢瘫、双侧面瘫、延髓性麻痹（球麻痹）而不能言语、无法进食、不能做各种动作，只能通过眼球运动来表达自己的意愿。

C.基底动脉分支一侧闭塞：可因脑干受损部位不同而出现相应的综合征，包括Webert综合征，因中脑穿动脉闭塞，可出现患侧动眼神经麻痹，对侧偏瘫；Claude综合征，表现为同侧动眼神经麻痹，对侧肢体共济失调；Millard-Gubler综合征，因脑桥旁中央支动脉闭塞，出现患侧展神经和面神经麻痹，对侧肢体瘫痪；福维尔综合征，因内侧纵束及展神经受损，出现患侧展神经和面神经麻痹，双眼向病灶侧水平凝视麻痹，对侧肢体瘫痪。

D.内听动脉闭塞：常有眩晕发作，伴有恶心、呕吐、耳鸣、耳聋等症状。

E.小脑上动脉闭塞：因累及小脑半球外侧面、小脑蚓部、中脑四叠体及背外侧，可引起同侧小脑性共济失调，对侧痛觉、温觉减退，听力减退。

F.椎动脉：此处闭塞为小脑后下动脉损害，称为延髓背外侧综合征或Wallenberg综合征，表现为突然眩晕、恶心、呕吐、眼球震颤（前庭外侧核及内侧纵束受刺激），共济失调（前庭小脑纤维受损），病灶侧软腭及声带麻痹（舌咽神经、迷走神经疑核受损），面部痛、温觉障碍（三叉神经脊束核受损），Horner综合征（延髓网状结构下行交感神经纤维受损），对侧半身偏身痛、温觉障碍（脊髓丘脑束受损）。偶可表现为对侧延髓综合征，因锥体梗死而发生对侧上、下肢瘫痪，可有患侧吞咽肌麻痹和对侧身体的深感觉障碍。

G.小脑梗死：表现为眩晕、恶心、呕吐、头痛、共济失调，明显运动障碍，无肌力减退或锥体束征。大面积梗死可压迫脑干而出现外展麻痹、同向凝视、面瘫、锥体束征（＋）。

2.实验室及其他检查

（1）血液检查：包括血常规、血流变、血糖、血脂、肾功能、凝血功能等检查项目，有助于发现脑梗死的危险因素并对病因进行鉴别。

（2）影像学检查：

①头颅CT：最常用的检查，起病24小时内一般无影像学改变，24小时后梗死区可呈现低密度影像。发病后尽快进行CT检查，有助于早期脑梗死与脑出血的鉴别。但对于脑干和小脑梗死及较小梗死灶，CT难以检出。

②MRI：可以发现脑干、小脑梗死及小灶梗死，临床疑为这些部位梗死时应首选MRI。功能性MRI可以早期（发病2小时以内）显示缺血组织的部位、范围，甚至可显示皮质下脑干和小脑的小梗死灶，其诊断早期梗死的敏感性为88%～100%，特异性为95%～100%。

③血管造影：DSA和MRA可以发现血管狭窄、闭塞和其他血管病变，如动脉炎、动脉瘤、动静脉畸形等。其中DSA是脑血管病变检查的金标准，也是介入治疗的评估标准。

（3）TCD：对评估颅内外血管狭窄、闭塞、血管痉挛或侧支循环建立的程度有帮助。

3.诊断要点

根据以下临床特点可明确诊断。

（1）中、老年患者，存在动脉粥样硬化、高血压、高血糖或TIA等病史。

（2）静息状态下或睡眠中发病。

（3）偏瘫、失语、感觉障碍等局灶性神经功能缺损的症状和体征在数小时或数日内达高峰，多无意识障碍。

（4）CT或MRI发现梗死灶。

（二）脑栓塞

脑栓塞是指血液中的各种栓子（如心脏内的附壁血栓、动脉粥样硬化的斑块、脂肪、纤维软骨、肿瘤细胞、空气等）随血流进入脑动脉使血管腔急性闭塞，从而引起该动脉供血区脑组织缺血性坏死及脑功能障碍。脑栓塞病例占脑卒中病例的15%～20%。常见的栓塞为心源性脑栓塞，少见的有空气栓塞、脂肪栓塞、肿瘤细胞或寄生虫栓塞等。

1.临床表现

（1）任何年龄均可发病，中老年以冠心病及大动脉粥样硬化多见，青壮年以风湿性心脏瓣膜病多见，均有原发病表现。

（2）安静与活动时均可发病，但以活动中突然发病常见，大多数患者发病前无明显诱因和前驱症状。

（3）起病急骤，症状常在起病后数秒至数分钟内发展到高峰，是所有急性脑血管病中发病速度最快者。

（4）有无意识障碍及其程度取决于栓塞血管的大小和梗死的部位与面积。脑部症状因栓塞动脉而异，多数患者以偏瘫、失语等局灶定位症状为主要表现，重者可表现为突发昏迷、全身抽搐，甚至因脑水肿或颅内高压继发脑疝而死亡。癫痫发作较其他脑血管病多见。

（5）多有导致栓塞的原发病和同时并发的脑外栓塞的表现，肺栓塞可出现胸痛、气急、发绀和咯血；房颤可有第一心音强弱不等、心律不规则、脉搏短绌；心脏瓣膜病有心脏杂音；肾栓塞有腰痛和血尿；皮肤栓塞有瘀点或瘀斑。

2.实验室及其他检查

（1）头颅CT：可显示脑栓塞的部位和范围。CT检查在发病后24～48小时内显示病变部位呈低密度影像，如发生出血性梗死时，在低密度梗死区内可见高密度影像。

（2）脑脊液检查：多数患者脑脊液压力、常规及生化检查正常。大面积脑梗死患者脑脊液压力增高，如非必要，应尽量避免此检查。感染性脑栓塞者脑脊液中白细胞增高；脂肪栓塞所致者脑脊液中可见脂肪球；出血性梗死者脑脊液呈血性或镜检可见红细胞。

（3）其他：应常规进行心电图、胸部X线和超声心动图检查，因多数患者栓子来源于心脏。心电图检查可作为确定心律失常的依据和协助诊断心肌梗死；超声心动图检查有助于证实是否存在心源性栓子。疑为感染性心内膜炎时，应进行血常规、细菌培养等检查。

3.诊断要点

既往有心房颤动、风湿性心脏病、大动脉粥样硬化、严重骨折等病史，突发偏瘫、偏身感觉障碍、失语等局灶定位体征，且在数秒至数分钟内达高峰，即可判断。头颅CT和MRI检查可确定栓塞的部位、数目及是否伴发出血，有助于明确诊断。

（三）腔隙性脑梗死

腔隙性脑梗死是指直径为100～200μm的深穿支闭塞而发生深部脑组织直径1.5cm以内的微梗死灶，多见于60岁左右的老年人，常有高血压、高脂血症和糖尿病病史。不同部位的腔隙梗死，其临床综合征不同。少部分患者可以没有任何症状，仅在影像学检查时发现，称为无症状性或静止性腔隙性梗死。

1.临床表现

（1）发病年龄在50～70岁之间。

（2）症状突然或隐袭发生，约30%患者症状可在36小时内逐渐加重。

（3）不同部位的腔隙性梗死，其临床表现也各不相同，常见的有以下几种。

①纯运动性轻偏瘫：约占腔隙性脑梗死病例的60%，表现为突然发生偏身运动障碍，一侧面瘫、舌瘫和肢体瘫；也可为单纯的面瘫、舌瘫或单肢瘫痪，常不伴有失语、感觉障碍或视野缺损。病灶多在内囊、脑桥基底部、放射冠或大脑脚处。多数患者在发病后数周完全恢复，个别遗留肢体瘫痪。

②纯感觉卒中：约占腔隙性脑梗死病例的5%。偏身感觉异常主要表现为一侧颜面、上肢和下肢感觉异常或感觉减退，即麻木，触电感，冷、酸胀感等，很少或不伴有运动障碍。病灶主要位于丘脑腹后核。

③感觉运动卒中：约占腔隙性脑梗死病例的35%，表现为偏身无力伴同侧偏身感觉异常，可为前二者的合并。病灶位于内囊和丘脑腹后外侧核。

④构音障碍-手笨拙综合征：约占腔隙性脑梗死病例的10%，表现为构音障

碍、吞咽困难，同侧手动作笨拙，共济失调（指鼻试验欠稳），但无明显肢体瘫痪，可有对侧中枢性面瘫、舌瘫。病灶位于脑桥基底部或内囊膝部上方。

⑤共济失调性轻偏瘫：约占腔隙性脑梗死病例的10%，表现为突然一侧轻偏瘫，下肢比上肢重，伴同侧肢体明显共济失调。病灶主要位于放射冠或脑桥基底部。

⑥腔隙状态：主要表现为假性延髓麻痹、双侧锥体束征、严重精神障碍、类帕金森综合征和大小便失禁。少数患者反复发作后可在脑深部双侧锥体束和基底核部位形成腔隙灶群集。

此外，脑梗死还可引起许多其他临床综合征，如偏侧舞蹈症、半身舞动性综合征、闭锁综合征、中脑丘脑综合征、丘脑性痴呆等。

2.实验室及其他检查

脑CT或MRI可发现腔隙性梗死，MRI阳性率更高，可发现脑干或小脑的病灶；血生化检查有助于查找病因；心电图检查可帮助了解有无心律失常、心肌缺血等。

3.诊断要点

有高血压、高脂血症和糖尿病病史，临床表现符合腔隙性梗死的表现，结合脑CT或MRI检查，可做出诊断。

（四）脑分水岭梗死

脑分水岭梗死（CWSI）是指脑内相邻较大血管供血交界处或边缘带发生的一种缺血性损伤，多在脑动脉狭窄的基础上，由血容量下降、体循环低血压等因素引起脑血流动力学改变所致。常见的病因有降压药物使用不当、严重脱水、各种原因导致的休克、低血压、颈动脉阻塞等。CWSI占脑梗死病例的10%。

1.临床表现

（1）发病多在50岁以上，50%的患者有高血压病史，其次有TIA史、冠心病或糖尿病史，少数有晕厥史。

（2）起病急，可在体位改变时发病，一般无意识障碍，可有偏瘫或单瘫、语言障碍、精神症状、智力改变或尿失禁。

（3）具体临床表现因病灶部位不同而不同。

①前分水岭梗死：病灶位于大脑前动脉与大脑中动脉皮质的边缘带，主要表

现为除面部以外的轻偏瘫，以下肢为明显，半数伴感觉异常。优势侧病变可出现运动性失语，表现为重复语言、暴发性短句；非主侧半球损害者常有情绪改变或精神障碍。

②后分水岭梗死：病灶位于大脑中动脉与大脑后动脉皮质支的边缘带，顶叶、枕叶、颞叶交界区。临床症状以偏盲最常见，多以对侧下象限盲为主，出现Wernicke失语、失用及皮质感觉障碍，对侧轻微偏瘫或无偏瘫；少数患者可有情感淡漠、记忆力减退等。主侧半球损伤可出现言语障碍，为感觉性失语，可有情感淡漠；非主侧半球损伤时偶出现形象障碍、患肢失认现象；双侧病变可表现为精神性注视麻痹、空间注意障碍及视觉失调。

③皮质上型梗死：病变位于大脑前、中、后动脉皮质支供血区的分水岭区，即额中回、前后中央回上部、顶叶上部及枕叶前部，多表现为以上肢为主的不完全性偏瘫、感觉障碍。

④皮质下型梗死：大脑前、中、后动脉皮质支与深穿支间或大脑前动脉回返支与大脑中动脉的豆纹动脉间的分水岭区脑梗死，病灶位于大脑深部白质、壳核、尾状核等处，可出现对侧纯运动性轻偏瘫和/或感觉障碍、对侧肢体不自主运动等表现。此型可分为以下5种类型。

A.皮质下前型：梗死灶位于侧脑室额角后外方，表现为对侧肢体轻瘫、类帕金森综合征，也可有半侧投掷症及一过性尿失禁。轻者可无症状和体征。

B.皮质下后型：病灶在内囊后肢附近，表现为偏瘫及偏身感觉障碍。

C.皮质下上型：病灶位于侧脑室体旁，可为一个较大病灶或数个病灶相连。临床常表现为一过性或可逆性轻瘫，很少有感觉障碍，可有构音障碍。

D.皮质下下型：病变在前后脉络膜动脉供血交界处，症状轻，可有精神抑郁、轻瘫。

E.皮质下外侧型：病灶位于岛叶皮质下与壳核之间，呈狭窄条索状，临床表现为纯运动性轻偏瘫，偶有构音障碍，临床较常见。

⑤其他：包括小脑型分水岭梗死和脑干型分水岭梗死，较为少见，小脑型多在小脑上动脉和小脑后下动脉之间，表现为轻度小脑性共济失调。脑干型多在脑桥基底部和被盖部连接处的内侧区，表现为意识障碍、瞳孔缩小、双眼向病灶侧凝视等。

2.实验室及其他检查

（1）头颅CT和MRI检查：有助于发现表现为脑分水岭梗死的颅内病灶，常是临床确定诊断的关键手段。

（2）CT血管造影（CTA）或MRA检查：可发现颅内、外大动脉的狭窄，是无创性检查的主要手段。

（3）超声检查：颈动脉超声检查作为脑分水岭梗死患者的一个基本检查手段，常可显示颈动脉狭窄或颈动脉粥样硬化斑块；TCD可发现颅内大血管狭窄，判断侧支循环等情况。

（4）选择性动脉导管脑血管造影：用于评估颅内、外动脉血管病变最准确的诊断手段。

（5）其他：血细胞比容、血液黏度、心脏形态及功能、血脂、血糖等。

3.诊断要点

基本同脑血栓形成，多数患者有低血压或一过性黑矇史。临床症状较轻，多无意识障碍，头颅CT或MRI检查提示病灶位于脑动脉供血的分水岭区，病灶呈楔形、带状、条索状。

三、脑出血

脑出血（ICH）又称自发性脑出血，是原发于脑实质内的非外伤性出血。ICH指由脑内的血管病变、坏死、破裂而引起的出血，绝大多数是在高血压伴发的脑小动脉病变的基础上，由脑动脉破裂而导致的脑出血，故又称高血压性脑出血。脑出血的发病率为每年（60~80）/10万，占急性脑血管病的20%~30%。

（一）临床表现

1.临床特点

（1）多见于50岁以上有高血压病史者，气温骤变时或寒冷季节发病率较高。

（2）多在体力活动、情绪激动、大便用力或饮酒过度时发病，多无前驱症状。

（3）发病突然，症状于数分钟至数小时内达到高峰。

（4）出现肢体瘫痪、失语等局灶定位症状和剧烈头痛、喷射性呕吐、意识障碍等全脑症状。

（5）发病时血压常超过200/100mmHg，个别患者收缩压只有160mmHg也可发病。

2.不同部位出血的表现

（1）基底核区出血：约占全部脑出血的70%。由于出血常累及内囊，故又称为内囊区出血，可分为壳核出血和丘脑出血。

①壳核出血：多由豆纹动脉，尤其是外侧支破裂所致，表现为病灶对侧偏瘫、偏身感觉障碍和同向性偏盲（三偏征），双眼球不能向病灶对侧同向凝视；优势半球损害可有失语。出血量小者（<30mL）临床症状较轻，无意识障碍；出血量大者（>30mL）有意识障碍，可引起脑疝甚至死亡。

②丘脑出血：多由丘脑膝状体动脉或丘脑穿通动脉破裂所致，也表现为三偏征，通常感觉障碍重于运动障碍，可出现特征性眼征，如两眼不能向上凝视或凝视鼻尖、眼球会聚障碍、瞳孔对光反射迟钝等。优势侧出血可出现丘脑性失语，表现为言语缓慢而不清、重复语言、发音困难，复述相对较好，朗读存在障碍等；也可出现丘脑性痴呆，表现为记忆力减退、计算力下降、情感障碍、人格改变等。出血量少者除感觉障碍外无其他表现。

（2）脑桥出血：约占脑出血的10%，多由基底动脉的脑桥支破裂所致，表现为突发头痛、呕吐、眩晕、复视、交叉性瘫痪。大量出血者（>5mL），血肿波及脑桥双侧基底和被盖部，患者立即昏迷，双侧瞳孔缩小如针尖样，呕吐咖啡色样胃内容物，中枢性高热、中枢性呼吸衰竭、四肢瘫痪和去大脑强直发作甚至死亡；出血量少者无意识障碍，仅表现交叉性瘫痪、共济失调、凝视麻痹或一个半综合征等，预后良好。

（3）小脑出血：约占脑出血的10%，多由小脑上动脉破裂所致，表现为突发眩晕、频繁呕吐、枕部疼痛和共济失调。出血量较大者，尤其是小脑蚓部出血，发病时或发病后12~24小时内出现颅内压迅速增高、昏迷、双侧瞳孔缩小如针尖样、呼吸节律不规则、枕骨大孔疝形成而死亡；小量出血者主要表现为小脑症状，如眼球震颤、病变侧共济失调、站立和步态不稳等，无肢体瘫痪。

（4）脑叶出血：约占脑出血的10%，出血以顶叶最为常见，其次为颞叶、枕叶及额叶，常表现为头痛、呕吐，脑膜刺激征及出血部位的局灶症状和体征。额叶出血可有前额痛、呕吐，对侧偏瘫和精神障碍，优势半球出血可出现运动性失语；顶叶出血偏瘫较轻，而偏瘫侧感觉障碍显著，对侧下象限盲，优势半球出血可出现混合性失语；颞叶出血表现为对侧中枢性面、舌瘫及以上肢为主的瘫痪，对侧上象限盲，优势半球出血可出现感觉性或混合性失语，可有颞叶癫痫、幻嗅、幻视等；枕叶出血表现为对侧同向性偏盲，可有一过性黑矇和视物变形，多无肢体瘫痪。

（5）脑室出血：占脑出血的3%～5%，分为原发性和继发性。原发性脑室出血多由脉络丛血管或室管膜下动脉破裂所致；继发性脑室出血是指脑实质出血破入脑室。出血量较少时，患者仅表现为头痛、呕吐、脑膜刺激征阳性，多无意识障碍及偏瘫、失语等局灶性神经体征，易误诊为蛛网膜下腔出血。出血量大时，患者很快进入昏迷或昏迷逐渐加深，双侧瞳孔缩小如针尖样，四肢肌张力增高，脑膜刺激征阳性，早期出现去大脑强直发作，常出现丘脑下部受损的症状及体征，如上消化道出血、中枢性高热、大汗、急性肺水肿、血糖增高、尿崩症等，预后差，多迅速死亡。

（二）实验室及其他检查

1.影像学检查

CT是确诊脑出血的首选检查方法，可清晰、准确地显示出血部位、出血量大小、血肿形态、脑水肿情况及是否破入脑室等，有助于指导治疗、护理和判断预后。MRI对检出脑干、小脑的出血灶和监测脑出血的演进过程优于CT，比CT更易发现脑血管畸形、肿瘤、血管瘤等病变。

2.脑脊液检查

脑脊液压力增高，血液破入脑室者脑脊液呈血性。依据临床表现可确诊的重症患者不宜进行此项检查，以免诱发脑疝。

3.DSA

此项检查可显示脑血管的位置、形态、分布等，易于发现脑动脉瘤、脑血管畸形、脑底异常血管网病等脑出血的病因。

4.其他检查

血常规、血生化、凝血功能、心电图等检查有助于了解患者的全身状态。重症脑出血急性期白细胞、血糖和血尿素氮明显增高。

（三）诊断要点

50岁以上中老年患者，有长期高血压病史，情绪激动或剧烈活动时突然发病，迅速出现头痛、呕吐等颅内压增高的表现和偏瘫、失语等局灶性神经功能缺损的症状，血压明显升高，可伴有意识障碍，应高度怀疑脑出血。头颅CT检查有助于明确诊断。

四、蛛网膜下腔出血

蛛网膜下腔出血（SAH）又称为原发性蛛网膜下腔出血，是指颅内血管破裂后，血液流入蛛网膜下腔引起相应临床表现的一种脑卒中。蛛网膜下腔出血占所有脑卒中病例的5%～10%，最常见的病因是颅内动脉瘤。

（一）临床表现

SAH临床表现差异较大，轻者可无明显的临床症状和体征，重者可突然昏迷甚至死亡。

1.临床特点

（1）可发生于任何年龄，但以青壮年多见，女性多于男性。

（2）多有剧烈运动、极度情绪激动、用力咳嗽和排便等明显诱因而无前驱症状。

（3）突发异常剧烈的头部胀痛或爆裂样疼痛、呕吐，脑膜刺激征阳性。常见的伴随症状有短暂意识丧失、项背部或下肢疼痛，少数可出现部分性或全面性癫痫发作。严重头痛是动脉瘤性SAH的典型表现，可持续数日不变，2周后逐渐减轻。如头痛再次加重，常提示动脉瘤再次出血；局部头痛常可提示破裂动脉瘤的部位。部分患者发病前数日或数周有轻微头痛，是小量前驱出血或动脉瘤受牵拉所致。动静脉畸形破裂所致SAH头痛程度较轻。

（4）部分患者眼底玻璃体膜下片状出血、视盘水肿或视网膜出血，在发病后1小时内即可出现，是急性颅内压增高和眼静脉回流受阻所致。

（5）发病后2～3天可出现低到高热。

（6）老年患者头痛、脑膜刺激征等临床表现不典型，而精神症状较明显。

2.并发症

本病常见并发症为再出血、脑血管痉挛和脑积水。

（1）再出血：是SAH严重的急性并发症，系出血破裂口修复尚未完好而引起出血的诱因仍存在所致，病死率约为50%，多见于起病4周内，尤以第2周发生率最高。临床表现为在病情稳定和好转的情况下，再次出现剧烈头痛、恶心呕吐、意识障碍加深、抽搐或原有症状和体征加重，CT和脑脊液检查提示存在新的出血。

（2）脑血管痉挛：20%～30%的SAH患者出现脑血管痉挛，引起迟发性缺血性损伤，继发脑梗死，出现局灶神经体征如轻偏瘫、失语等，是SAH患者死亡和伤残的重要原因。血管痉挛多于发生出血后3～5天开始，7～10天为高峰期，2～4周后逐渐减轻，表现为失语，肌力正常者出现偏瘫，清醒者出现意识障碍。

（3）脑积水：15%～20%的患者于出血后1周内发生急性梗阻性脑积水。轻者表现为嗜睡、思维缓慢和近记忆减退，眼球运动随意；重者出现头痛、呕吐、意识障碍等，多随出血被吸收而好转。亚急性脑积水发生于起病2～3周后，表现为隐匿出现的痴呆、步态异常和尿失禁。

（二）实验室及其他检查

1.CT

CT是确诊SAH的首选检查方法，表现为蛛网膜下腔出现高密度影像。CT还可确定有无脑实质或脑室出血及是否伴脑积水或脑梗死，并可初步判断颅内动脉瘤的位置。

2.DSA

DSA是确诊SAH病因，特别是颅内动脉瘤最有价值的检查方法，可显示动脉瘤的位置、大小、与载瘤动脉的关系、有无血管痉挛等。DSA宜在发病3天内或3周后进行，以避开脑血管痉挛和再出血的高峰期。

3.脑脊液

脑脊液腰椎穿刺进行脑脊液检查对确诊SAH最具诊断价值和特征性。肉眼观察脑脊液呈均匀一致血性，压力增高（＞200mmH$_2$O），镜检可见大量红细胞，数日后白细胞增加（出血致无菌性化学性脑膜炎）。

（三）诊断要点

在活动中或情绪激动时突发剧烈头痛、呕吐、脑膜刺激征阳性，无局灶性神经体征，CT显示蛛网膜下腔和脑池高密度影像或腰椎穿刺脑脊液呈均匀一致血性者可确诊。

第三节　急性缺血性脑卒中的影像检查

超早期神经影像检查的总目标是排除颅内出血或脑卒中类似物，发现梗死的早期征象、描绘梗死的核心和灌注受损的程度，揭示颈部和颅内大血管的状态并指导治疗。

简而言之，针对急性脑卒中患者，脑影像检查的作用为：鉴别缺血和出血；评估有梗死危险的组织；排除脑卒中类似物，例如肿瘤。

一、头颅CT检查

被广泛使用的头颅CT检查，因为具有扫描时间短，能排除或确认出血，所以一直成为首选的检查手段。一旦患者在医学上处于稳定状态，则应立即进行头颅CT检查。

早期梗死征象的出现提示预后很差。30%～40%的大脑中动脉梗死患者早期征象可见到高密度的大脑中动脉，这预示动脉管腔内有栓子存在（明亮的动脉征）。这是大脑中动脉闭塞高度特异性的发现，尽管在警示预后方面不如其他早期CT征象有用。

梗死区域在CT血管成像（CTA）上显示为低密度影，提示血液不能到达该区域；且侧支循环贫乏。

CTA原始图像在探测早期梗死区域方面非常敏感。CTA上的低密度区和梗死性脑水肿相关联，也和MRI的弥散加权像的异常相关联。在这个角度上来讲，CTA源图像可以作为磁共振弥散加权像的替代检查。

CTA技术及CT灌注影像（CTP）能够对血管闭塞的位置、梗死的核心、可挽救的脑组织及对侧循环的程度进行评估。这使得人们认为在超急性期脑卒中的评估中，CT技术能逐渐提供关于早期缺血和灌注损害的决定性（crucial）信息。而且CT检查仍然是那些起搏器使用者及因为焦虑或移动不耐受患者必不可少的检查手段。

有限的数据表明，头颅CT联合CTP在超急性脑卒中的评估中具有和MRI等同的效果。

二、磁共振扫描

缺血性脑卒中发病3~30分钟后即可被弥散加权像探测到，而传统的MRI序列和CT影像依然是正常的。MRI弥散加权序列（DWI）不仅能够早期探测脑缺血，如果配合适当的序列扫描，例如高敏感影像，磁共振还能发现超早期的脑内出血。

高敏感度方法，例如梯度回波（GRE）脉冲序列，在探测急性脑内出血方面和CT等同，在探查慢性出血方面比CT更敏感。MRI在诊断脑内出血的敏感性和准确性都接近100%。

实际上，弥散加权影像包含有额外的T_2效应成分。血管源性水肿能使T_2信号增加，从而也使得DWI上呈现高信号。所以MRI弥散加权影像无法将血管源性脑水肿和细胞毒性脑水肿进行区分。表观弥散系数（ADC）能对水弥散进行定量的评估，从而有助于区分这两种类型的水肿。

在急性缺血性脑卒中的细胞毒性水肿阶段，因为梗死区域水弥散降低使得弥散加权像上出现高信号，又由于表观弥散系数（ADC）降低，从而使得脑ADC像上显示为低信号；相反，在急性缺血性脑卒中的血管源性水肿阶段，由于T_2透过效应的存在使得弥散加权像上信号增加，但此时增加的水弥散使得表观弥散系数增加，所以，在脑的ADC像出现高信号。

急性血栓形成在高敏感度MRI上表现为大脑中动脉或颈内动脉内的低信号，通常呈现为曲线形态，低信号（黑的）的直径要大于对侧未受累的血管。这种发现称为磁敏感血管征，和CT影像上的高密度的大脑中动脉征类似。

高敏感度MRI有助于探测急性脑内出血，尤其是担心动脉溶栓之后脑内是否有出血时，头颅CT影像上常常因为存在滞留的对比剂，从而难以和溶栓后出血相区分。

如上所述，弥散加权MRI比CT更能发现早期的急性梗死，高敏感度MRI序列，例如梯度回波（GRE），在探测急性脑出血方面和CT一样敏感，尤其是在溶栓之后担心有颅内出血时，CT检查并不能准确地鉴别出血和造影剂残留。

少数报道证明，常规采用MRI作为唯一的静脉溶栓治疗前的神经影像筛查是可行的。一组135例的采用MRI进行筛查并给以阿替普酶治疗的患者，诊断过程的改善使患者入院至开始溶栓的时间缩短到了60分钟之内。

三、传统脑血管造影

传统脑血管造影依然是判定动脉狭窄、主动脉夹层、血管病、血管炎或隐匿病变（例如血管畸形）的金标准，另外，它还能提供对侧脑血流和灌注状态的信息。

传统脑血管造影的主要缺点是0.4%～3%的患者具有并发脑卒中和短暂性缺血的危险。≥55岁的、罹患动脉粥样硬化性脑血管病或心血管病的、X线透视超过10分钟的患者最容易并发神经系统损害。脑血管造影后，接近25%的患者会在MRI弥散加权序列上发现临床无症状脑栓塞。使用肝素和空气滤器后临床无症状脑栓塞的发病率可见明显降低。

四、总结和推荐

对于大部分怀疑急性缺血性脑卒中或短暂性脑缺血发作的患者，应当进行脑影像和广泛的神经血管评估。神经血管影像检查是判定急性脑卒中患者潜在栓子来源或低血流，以及出血性脑卒中患者有无血管畸形的重要的手段。

使用脑影像检查协助对脑卒中患者进行早期干预措施的选择。

急性缺血性脑卒中的脑影像既可以通过头颅CT平扫获得，又可以通过MRI检查头部来进行评估。两种脑影像都可以用来排除急性脑内出血。弥散成像的MRI比平扫的CT更适合探测急性缺血并排除一些脑卒中的类似疾病。然而，目前并没有证据来支持MRI比CT更适合筛选需要静脉内使用阿替普酶的患者。因而，针对合格的溶栓患者，MRI而不是CT，应当仅用于那些在不会过度耽误静脉使用阿替普酶的场合。

如果检查结果影响治疗方案的选择，例如，急性溶栓或血管内介入治疗，那么应当采用弥散和灌注MRI或对比增强CT和灌注CT来评估缺血性脑损伤。

应当采用神经血管影像来评估颅外和颅内的大血管，包括颈内动脉、椎动脉及基底动脉和Willis环。优先采用无创的检查方法，除非患者需要施行紧急的血管内治疗。MRA和CTA或联合多普勒及经颅多普勒超声都可以使用。传统的血管造影通常被保留用于那些需要进行急性动脉内溶栓或取栓的患者以及那些无创检查后未发现异常患者的追踪检查。

针对合格的、适合溶栓的急性缺血性脑卒中患者，神经血管影像检查不应当耽误静脉使用阿替普酶进行溶栓。

针对特定的患者，例如临床上怀疑近端大血管源性脑卒中或TIA的，应当对主动脉弓和椎动脉起始处及颈总动脉的影像进行采集。可用的方法包括CTA、时间飞跃法磁共振血管造影和对比增强MRA，另外，经食管超声心动描记术也是个能对主动脉弓进行评估的方法。

第四节　急性脑卒中的初始评估和治疗

急性脑卒中治疗的初始阶段的主要目标如下：①确保患者稳定；②快速逆转导致患者目前状况的条件；③确定急性缺血性脑卒中患者是否适合溶栓治疗；④开始查明导致患者神经病学症状的病理生理机制。

一、治疗

急性脑卒中评估和治疗的重点包括以下几点。

（1）评估生命体征，确保气道、呼吸和循环的稳定。

（2）快速且准确的病史采集和体格检查，以帮助区别脑卒中类似疾病和鉴别诊断其他疾病（表3-1）。

（3）紧急的头颅CT或MRI检查及其他重要的实验室检查，包括缺血性脑卒中发作后的第一个24小时的心脏监测（寻找是否是心脏原因，例如心房颤动）。

（4）设法处理容量不足和电解质紊乱。

（5）监测血糖，低血糖（<3.3mmol/L）者需要迅速纠正。避免在过高血糖的前提下，维持正常血糖是理想目标。针对血糖>10mmol/L的患者，建议使用胰岛素治疗（Grade2C）。

表3-1 急性缺血性脑卒中的鉴别诊断

疾 病
伴随先兆的偏头痛
癫痫发作后轻瘫（Todd麻痹）、失语或neglect
中枢神经系肿瘤或脓肿
脑静脉血栓形成
功能缺陷（转换反应）
高血压性脑病
头部创伤
线粒体疾病
多发性硬化
脑后部可逆性脑病综合征
可逆性的脑血管收缩综合征
脊髓疾病（例如压迫性脊髓病，硬脊膜动静脉瘘）
硬膜下血肿晕厥
全身性感染
代谢紊乱（例如低血糖症，外源性药物中毒）
暂时性完全性遗忘
病毒性脑炎
Wernicke脑病

（6）评估吞咽功能、防止误吸。

（7）使得床头位置达到最优。第一个24小时内没有颅内压增高、误吸或心肺状态加重危险的患者，建议保持床的水平位置（床头0~15°）（Grade2C）；针对脑出血、蛛网膜下腔出血或缺血性脑卒中伴有误吸危险的患者及心肺功能失代偿或氧饱和不足的患者，建议保持身体为中立位，且床头抬高30°（Grade1C）。

（8）评估和处理发热的来源。针对急性脑卒中的发热患者，建议在发病的最初数天内尽可能保持正常体温（Grade2C）。

二、血压控制

急性脑卒中的血压控制依赖于脑卒中的类型。

（1）对于将要接受溶栓治疗的急性缺血性脑卒中的患者，在治疗后的第一个24小时，降压治疗的目标是将收缩压控制在<185mmHg和舒张压<110mmHg。

（2）不接受溶栓治疗的急性缺血性脑卒中患者，建议只有当收缩压≥220mmHg或舒张压≥120mmHg时，或患者具有其他明确的适应证，例如活动性缺血性冠状动脉疾病、心力衰竭、主动脉夹层、高血压性脑病、急性肾衰竭或先兆子痫或子痫时，才考虑给予降压治疗（Grade2C）。如决定降压治疗，建议在脑卒中发生后的第一个24小时，降低血压15%左右（Grade2C）。

（3）在脑内出血和蛛网膜下腔出血的患者，降血压时需要同时考虑潜在的益处（减少进一步的出血）和危险（降低脑灌注）。

第五节　急性缺血性脑卒中的静脉溶栓治疗

早期治疗是影响急性缺血性脑卒中成功溶栓的最重要的因素。

然而选择合格的溶栓患者需要对患者进行必要的神经系统评估和快速的神经影像检查。另外，对急性脑卒中患者进行溶栓治疗需要一整套支持系统，后者包括急救服务、脑卒中神经病学、重症监护病房（ICU）、神经影像和神经外科。

为了尽可能早地给予溶栓治疗，从患者入院到实施阿替普酶静脉输注的时间应当尽可能控制在60分钟之内。

事实上，在急诊室可以通过3个问题来预估患者的凝血功能参数：①是否正在口服抗凝药物；②是否正在使用肝素或低分子量肝素；③是否正在接受透析治疗。

来自2006年的一个包括了299例患者的回顾性研究发现，对3个问题的回答均为否定的患者，正常PT和aPTT的灵敏度是100%，提示在特定急性脑卒中患者中这个简单的筛查结果有助于尽早对患者实施阿替普酶溶栓治疗。

来自美国心脏协会和美国脑卒中协会的指南支持使用远程医学来指导那些暂不具备脑卒中专家团队的医院实施静脉阿替普酶溶栓治疗。最新的证据表明，远程指导实施阿替普酶容溶栓治疗所导致的症状性脑出血并不比正规的脑卒中治疗中心高出多少（7.8%和2.7%）。

一、推荐

针对符合合格的急性缺血性脑卒中患者，假若是在发病后3小时内，建议立即给以阿替普酶静脉溶栓治疗（Grade1A）。假如不能在3小时内开始，建议在发病后4.5小时内给予静脉阿替普酶溶栓治疗（Grade2A）。

不建议对头颅CT上显示广泛的、多叶的、超过33%大脑半球面积的脑梗死患者实施溶栓治疗（Grade2B）。然而，CT上显示小的梗死改变（即梗死的早期改变）并不是治疗的禁忌证。这些变化包括微小的低密度区域、灰白质界限消失、豆状核模糊或高密度动脉征。

不推荐对发病时间超过4.5小时的急性缺血性脑卒中患者实施静脉阿替普酶溶栓治疗（Grade1A）。

针对大部分处在月经期的缺血性脑卒中患者，静脉使用阿替普酶溶栓依然是安全的治疗方案。

越早开始阿替普酶治疗，患者就越有可能获得更大的益处。再次强调：合格的患者应当尽可能早的在3～4.5小时内开始溶栓治疗。

如有可能，应当和患者或其家属进行简短的、关于溶栓治疗的风险谈话。然而紧急的脑卒中治疗环境，尤其是溶栓治疗的时间依赖性本质，并不有助于知情同意书的签署。因为存在坚实的、阿替普酶有效治疗急性缺血性脑卒中的安全性证据，如果不具备患者或代理人的签字同意书，依然可以直接开始静脉阿替普酶溶栓治疗。

在溶栓治疗前和溶栓治疗中进行严格的血压控制至关重要。治疗前血压必须控制在185/110mmHg以上。一旦溶栓治疗开始，则血压必须维持在180/105mmHg以下持续至少24小时。

阿替普酶0.9mg/kg实际体重是常规剂量，最大剂量不超过90mg。

10%的剂量需要在1分钟内给予，其余的剂量在60分钟内输注完毕。

二、监测

所有接受静脉阿替普酶治疗的急性缺血性脑卒中患者都应该入住ICU或专用脑卒中病房（DSU）至少24小时，便于进行神经病学和心电监测，主要观察监测以下临床情况。

（1）生命体征和神经病学状态，每15分钟1次共2分钟，继而每60分钟1次直到开始阿替普酶治疗开始后的24小时。

（2）第一个24小时内患者血压必须维持在180/105mmHg以下。

（3）使用阿替普酶后的第一个24小时内不使用抗凝药，例如肝素、华法林或抗血小板药物。

（4）在溶栓开始的至少第一个24小时内，尽可能不使用静脉或动脉内置管、尿管和胃管留置。在溶栓开始24小时后，且在抗凝药或抗血小板药物给予前复查头颅CT或MRI。

（5）阿司匹林不可以在急性缺血性脑卒中患者溶栓治疗的第一个24小时内开始。对于大部分患者，阿司匹林可以在溶栓治疗24~48小时后开始，初始剂量为325mg，继而每日160~325mg。

三、并发症

溶栓治疗最可怕的并发症就是症状性脑内出血（5%~7%）。无症状的脑内出血、全身性出血和血管性水肿是额外的、可能出现的并发症。

（一）症状性脑内出血

来自加拿大的60个中心的1135例静脉使用阿替普酶的病例研究结果显示，症状性脑内出血的发生率为4.6%。

来自美国的57个中心的389例静脉使用阿替普酶患者并发症状性脑内出血的概率是3.3%。

主要来自欧洲的669个中心的超过3万例静脉使用阿替普酶患者的病例研究发现，症状性脑内出血的发生率是1.8%~7.4%。

症状性脑出血多发生在溶栓治疗的第一个24小时内，一旦怀疑脑内出血，则应立即停止输注阿替普酶，并立即进行CT/MRI复查。立即抽血化验血型和交叉配血（监测PT和aPTT及血小板计数和纤维蛋白原）。

一旦确诊为症状性的脑内出血，则必须逆转溶栓效应和抗血小板效应，措施包括以下几种。

（1）输注10单位冷沉淀来增加纤维蛋白原和Ⅷ因子水平。

（2）输注6~8单位的血小板。

（3）正在接受普通肝素的患者，必须按照1mg鱼精蛋白/100单位肝素的比例给予鱼精蛋白进行中和。

其他的、尚未被证实的方法包括：输注凝血酶原复合物、重组活化的Ⅶ因子、氨基己酸和氨甲环酸。

（二）全身出血

轻微的出血通常表现为静脉导管处的渗血、瘀斑（尤其是自动血压监测的袖带下面）和牙龈出血。这些并发症并不是终止治疗的指征。更为严重的出血，例如来自胃肠道或泌尿生殖系统的出血，可能需要依据严重程度终止溶栓治疗。罕见的是，患者近期刚经历过心肌梗死，在阿替普酶溶栓治疗后，心包内出血导致了致命的心脏压塞。因而，如果阿替普酶溶栓治疗过程中出现了低血压，则需要立即进行超声心动图检查排除心脏压塞。

（三）血管性水肿

口舌血管性水肿见于1%~8%的阿替普酶溶栓治疗患者。通常是轻微的、短暂的水肿，并位于缺血性脑卒中大脑的对侧。正在服用血管紧张素转换酶抑制药及那些CT显示的缺血区域位于额叶和岛叶的患者容易发生口舌血管水肿。严重的口舌血管性水肿罕见，可能会导致部分气道阻塞，需要紧急的气道管理。舌部CT扫描能区分血管性水肿和血肿。脑卒中治疗中心应当明白终止治疗的潜在必要性，必要时给以抗组胺制剂和皮质类固醇治疗，喘鸣患者可能需要气管插管治疗。

四、阿替普酶的使用

对于符合阿替普酶溶栓条件（表3-2）的急性缺血性脑卒中的患者，假如能在脑卒中症状发生后的4.5小时内开始治疗，则静脉内阿替普酶治疗是一线治疗方案。发生6小时以内的大动脉闭塞，应当接受经血管血栓摘除术。

表3-2 阿替普酶的适应证和禁忌证

入选标准	
年龄≥18岁；临床诊断的缺血性脑卒中导致了可测量的神经功能缺损	发病后4.5小时内；如果忘记了确切的发病时间，则从上次表现为正常的时间算起
排除标准	
病史：在过去的7天内在不能压迫的区域进行过动脉穿刺	
过去的3个月内有过严重的脑卒中或头部外伤	既往有颅内出血病史
颅内肿瘤、AVM、或动脉瘤	最近的颅内或椎管内手术
临床：持续性的血压升高（收缩压≥185mmHg或舒张压10mmHg）	
症状提示为蛛网膜下腔出血	血糖<2.8mmol/L
活动性内出血	急性出血倾向，包括不能被血液学定义的状况
头颅CT检查：有出血的证据；存在广泛的和不可逆损伤相一致的明显的低密度区域	
血液学	
血小板计数<105/mm³	目前的抗凝治疗使得INR≥1.7或FI≥15s
过去48小时内使用过肝素，异常升高的活化部分凝血激酶时间（aPTT）	正在使用凝血酶抵制剂或直接Xa抵制剂，有证据显示出抗凝效应
相对的排除标准	
仅为轻度的或孤立的神经体征	快速改善的脑卒中症状
过去的14天内大手术或严重创伤	过去的21天内胃肠道或尿道内出血、
过去3个月内有过心肌梗死；妊娠；脑卒中发生时癫痫发作，且发作后遗留神经功能损害	
发病后3～4.5小时内的额外的相对的排除标准	
年龄＞80岁	不顾及INR指标而使用口服抗凝药物
严重的脑卒中（NIHSS评分≥25）	既往的缺血脑卒中伴发糖尿病

（一）阿替普酶需要专用的静脉通道，所有患者需要准备至少1条大孔径静脉通道。

（1）阿替普酶的剂量按照0.9mg/kg体重进行计算，最大量不要超过90mg。

（2）10%的剂量在1分钟内通过静脉注射给予，余下的剂量静脉滴注至少60分钟。

（二）除了静脉内阿替普酶治疗，许多治疗缺血性脑卒中的措施都能降低致残率、并发症或脑卒中复发，包括以下几方面。

（1）脑卒中发生后的48小时内开始抗栓治疗（使用阿司匹林）。

（2）预防深静脉血栓形成和肺栓塞。

（3）急性缺血性脑卒中患者一旦能安全的口服药物，则尽可能快地进行开始或继续他汀类药物治疗（Grade2C）。

使用阿替普酶治疗急性缺血性脑卒中的入选标准如下：

（1）发病4.5小时以内的急性缺血性卒中。

（2）对于持续时间为4.5～9小时（发病时间明确）且CT或MRI核心/灌注不匹配的缺血性卒中患者，以及不适合或未计划机械取栓的患者。

（3）对于醒后卒中患者，最后被见到正常的时间大于4.5小时以上，MRI DWI-FLAIR不匹配，并且不适合或未计划机械取栓。

（4）对于醒后卒中的急性缺血性卒中患者，从睡眠中点开始的9小时内CT或MRI核心/灌注不匹配，并且不适合或未计划机械取栓。

第六节　脑卒中二级预防的抗血小板治疗

在临床实践当中，抗血小板治疗既被用作急性缺血性脑卒中的治疗，也被用于脑卒中的预防。抗血小板治疗不仅能减少动脉粥样硬化高危因素患者的脑卒中发生率，而且也能减少症状性脑血管病患者的脑卒中发生率。

阿司匹林、氯吡格雷与阿司匹林联合双嘧达莫缓释片都是可以接受的、预防再次非心源性缺血性脑卒中发作的选择。

阿司匹林是非心源性TIA和缺血性脑卒中患者预防再次脑卒中的有效药物。然而在CAPR Ⅲ研究中，经过脑卒中、心肌梗死或血管性死亡的复合结果测定后发现，氯吡格雷治疗效果要优于阿司匹林。阿司匹林联合双嘧达莫缓释片经过两个临床试验的检测（ESPS-2和ESPRIT）后发现，其治疗效果也优于单用阿司匹林。

一、单药预防

针对既往有非心源性脑卒中的或动脉粥样硬化血栓形成性TIA的腔隙性梗死（小血管闭塞型）或隐源性脑卒中病史的患者，建议行血小板治疗（Grade1A）。建议使用氯吡格雷（75mg/d）或阿司匹林（25mg）联合双嘧达莫缓释片（200mg），每日2次，而不是阿司匹林（Grade2A）。选择氯吡格雷或阿司匹林联合双嘧达莫缓释片的主要依据是患者的耐受性和有无禁忌。只要不增加明显的经济负担，患者都应该选择两者之一。当患者负担不起或无法获得最有效的药物（氯吡格雷和阿司匹林联合双嘧达莫缓释片）的时候，可以使用阿司匹林。

尽管阿司匹林的最适剂量尚不确定，也没有令人信服的证据来断定特定剂量比其他剂量更有效，但小剂量（<325mg）使用阿司匹林较少发生胃肠道不良反应和出血。当选用阿司匹林作为缺血性脑卒中二级预防时，建议的剂量为50～100mg/d（Grade1B）。

施行颈动脉内膜剥脱术的患者，建议术前即开始口服阿司匹林（81～325mg/d），并在没有禁忌证的情况下，术后应无限期继续服用（Grade1A）。

阿司匹林联合双嘧达莫缓释片不能被用于无法耐受阿司匹林的患者。当患者不能耐受阿司匹林时，氯吡格雷（75mg/d）显然是个替代选择。噻氯匹定（Ticlopidine）应当被保留用于那些既不能耐受阿司匹林也无法耐受氯吡格雷的患者。

二、双药联合预防

针对大部分非心源性脑卒中或TIA的患者，考虑到与单用氯吡格雷相比较缺乏更大的功效，以及明显增加出血的并发症，不建议阿司匹林和氯吡格雷联合使用作为脑卒中的长期预防（Grade1A）。

然而，特殊患者，例如，近期急性心肌梗死、其他急性冠状动脉综合征或置入动脉支架的患者，建议以氯吡格雷+阿司匹林联合治疗。

针对近期发生过的症状性颅内大动脉疾病，建议阿司匹林+氯吡格雷双重抗血小板治疗90天，继而给以氯吡格雷单用，阿司匹林联合双嘧达莫缓释片或阿司匹林单用（Grade2C）。

第七节　脑卒中的护理

一、短暂性脑缺血发作的护理

（一）评估内容

评估短暂性脑缺血发作（TIA）患者是否存在神经科常见症状体征，TIA发作症状及其他伴随症状。

（二）临床观察

由于短暂性脑缺血反复发作的临床特点，因此要观察其发作原因、频次、规律及发作时的临床症状。有无肢体抽搐、大小便失禁等，并观察瞳孔变化。

（三）护理措施

（1）入院时，测量生命体征，进行身体和神经系统的评估及健康资料的收集。根据病情遵医嘱及时使用各种仪器设备进行监测。

（2）住院期间，了解发病原因，高血压者控制血压，做好心理护理，避免情绪激动及焦虑。

（3）发作期间，患者应卧床休息，头取自然位置，避免左右转动或过伸、过屈，因急剧的头部转动和颈部伸屈可改变脑血流量而发生头晕和不稳感。发作期过后应适当休息。如有心脏功能障碍者，应绝对卧床休息。发作期间应记录发作时间，遵医嘱观察心率、脉搏、血压的变化并记录护理记录单。

（4）遵医嘱给予治疗饮食，促使患者养成良好的饮食习惯，多吃低脂、低盐、易消化、富含维生素的食物。根据患者情况适时给予相关健康教育。

（5）应用抗血小板凝集药，如阿司匹林，久服可引起恶心、呕吐、皮疹及消化道溃疡和出血，需注意观察患者，发现异常情况应及时通知医师处理。

（6）出院时，告知患者出现症状时及时就诊。做好出院前的指导工作。

二、缺血性脑卒中的护理

（一）评估内容

评估患者起病情况，病因及危险因素，生活方式及饮食习惯，心理-社会状况，生命体征，意识与精神状态。

（二）临床观察

密切观察患者意识、瞳孔、生命体征变化，有无头痛、恶心、喷射样呕吐，肢体瘫痪、失语等神经功能缺失是否进行性加重。

（三）护理措施

（1）入院时，测量生命体征，进行身体和神经系统的评估及健康资料的收集。根据病情遵医嘱及时使用各种仪器设备进行监测。

（2）住院期间，急性期嘱患者卧床休息，加强皮肤、口腔、呼吸道及排便的护理，预防各种并发症。

（3）注意监测体温、脉搏、呼吸、血压、意识、肢体活动情况，观察有无咳嗽、腹痛、肢体痛等新的栓塞表现，如发现异常，及时通知医师处理。呼吸困难者遵医嘱给予氧气吸入。

（4）空气栓塞者取头低足高位，并向左侧卧，以免更多的空气栓子到达脑部和左心室。如有烦躁不安或抽搐者应遵医嘱给予镇静药，并适当约束。

（5）注意水、电解质平衡，起病24～48小时仍不能自行进食者，可鼻饲饮食，轻度麻痹者，尽量让患者由口进食，但避免误吸导致吸入性肺炎。原发病为心脏病合并心力衰竭时给予低盐饮食。遵医嘱执行治疗，并给予治疗饮食。

（6）注意口腔卫生，生活不能自理者协助其漱口。鼻饲患者口腔护理每日2次，及时清理其口腔分泌物，保持口腔清洁。

（7）瘫痪患者可使用体位垫、软枕等辅助用具，遵照摆放原则，适时摆放良肢位。肢体功能康复训练应在病情稳定后尽早进行，循序渐进。

（8）根据患者情况适时给予相关健康教育。

（9）出院时，告知患者出现症状时及时就诊。做好出院前的指导工作。

三、出血性脑卒中的护理

（一）评估内容

评估患者起病情况，主要症状，是否遵医嘱使用抗凝、降压等药物，既往史，生命体征，有无意识障碍及其程度，有无失语及其类型，有无吞咽障碍，有无肢体瘫痪，有无排泄障碍。

（二）病情观察

观察患者有无突然头晕、头痛、恶心、呕吐、失语、意识障碍等表现，有无突然的偏瘫、偏盲、偏身感觉障碍等症状。

（三）脑出血护理措施

（1）入院时，测量生命体征，进行身体和神经系统的评估及健康资料的收集。根据病情遵医嘱及时使用各种仪器设备进行监测。

（2）住院期间，急性期嘱患者绝对卧床休息，头部抬高15°～30°，减少不必要的搬动，以免加重出血。

（3）保持患者呼吸道通畅，头偏向一侧。予以吸氧，必要时给予人工气道辅助呼吸。

（4）密切观察患者的意识状态、瞳孔、呼吸、血压、体温、脉搏的变化，遵医嘱按时测量生命体征，发现脑疝先兆及再出血症状时，及时通知医师。

（5）根据医嘱给予降压药物，监测血压变化，防止再次出血或供血不足。根据医嘱合理应用脱水药，注意水、电解质和酸碱平衡，注意心、肾功能，准确记录出入量。

（6）如体温超过38℃，考虑中枢性或感染性高热，可使用温水擦浴、冰袋、冰帽、降温毯进行物理降温，降低脑代谢和颅内压。

（7）了解患者思想情况，防止患者过度兴奋、激动。做好家属的指导工作，家属探视后要注意患者的反应，有针对性地做好心理护理。根据患者情况适时给予相关健康教育。

（8）对昏迷或吞咽困难的患者，遵医嘱给予鼻饲，鼻饲前应先抽吸胃液，观察有无消化道出血。

（9）剧烈头痛者，及时通知医师，遵医嘱给予对症处理。

（10）对偏瘫患者根据皮肤状况每1~2小时翻身1次。翻身时动作要轻、慢，不得剧烈翻动。为保证患者安全应加床挡，必要时使用约束带保护，防止坠床。

（11）恢复期要进行瘫痪肢体被动运动及语言训练，偏瘫患者的下肢应防止足下垂。促进患者早日康复。协助患者进行语言训练和肢体功能锻炼。

（12）加强患者大小便的护理，防止便秘、泌尿系感染。

（13）出院时，告知患者出现症状时及时就诊。做好出院前的指导工作。

（四）蛛网膜下腔出血护理措施

（1）入院时，测量生命体征，进行身体和神经系统的评估及健康资料的收集。根据病情遵医嘱及时使用各种仪器设备进行监测。

（2）住院期间，嘱患者绝对卧床休息4~6周。避免搬动和用力。

（3）密切观察患者的意识状态、瞳孔、呼吸、脉搏、血压、体温、头痛程度、恶心、呕吐的变化，遵医嘱按时测量生命体征。及时发现脑疝先兆及再出血的症状（如脉缓、瞳孔散大或不等大，呼吸由快变慢，血压升高等），及时通知医师，做好抢救准备。根据医嘱应用脱水药，注意观察水、电解质平衡。

（4）指导头痛患者做缓慢深呼吸及应用引导式想象等方法减轻疼痛。保持室内安静，减少噪声。集中操作，动作轻柔、熟练。对头痛剧烈者，根据医嘱适当给予脱水药、镇痛药，以降低颅内压，避免应用抑制呼吸中枢的药物。

（5）密切观察患者排便情况，对便秘者遵医嘱定期给予缓泻药或灌肠，严禁高压灌肠，患者尽量卧床排便，排便时勿用力过猛。

（6）加床挡防坠床。为患者翻身时动作要轻，防止扭颈屈颈。谢绝探视（2~3周内），保持周围环境的安静。如有癫痫发作，应遵医嘱用药。

（7）根据患者情况适时给予相关健康教育。

（8）出院时，告知患者出现症状时及时就诊。做好出院前的指导工作。

四、卒中患者运动障碍的评估与护理

（一）概念

康复医学上所指的运动功能简单而言即能完成功能性运动的能力。运动障碍可分为瘫痪、僵硬、不随意运动及共济失调等。

（二）运动障碍的评估

1.评估原则

（1）正确地选择评估方法。

（2）评估前要向患者说明目的和方法，以消除他们的不安感。

（3）评估要简单，评估的时间要尽量短，动作迅速，避免引起患者疲劳。

（4）对患者的评估要由小组内的人员专人专项从始至终地进行，以保证评估的准确性。

（5）评估应在适宜的环境如无噪声、不使人为难和心情烦乱的地方进行。当患者提出疼痛、疲劳时，要让患者变换体位，休息一下或改日进行；要注意患者的保暖，因寒冷能使肌张力增加，使评估结果不正确。

（6）检查与测定一般要在康复训练前、训练中及训练后进行，总共3次。

（7）健侧与患侧要进行对照。

2.评估方法

（1）肌张力检查：肌张力是指肌肉在静止松弛状态下的紧张度。检查时根据肌肉的硬度及关节被动运动时的阻力来判断。常用的肌张力评定分级方法参照修改Ashworth肌张力评定分级（表3-3）。

表3-3　修改Ashworth肌张力评定分级

0级	无肌张力的增加
	肌张力轻度增加，在被动活动肢体时有轻微的阻力，或突然卡住的现象
Ⅰ+级	肌张力轻度增加，在被动活动肢体时有50%范围内出现突然卡住并呈现最小的阻力
Ⅱ级	肌张力中度增加，在被动活动肢体时有较大的阻力，但受累的关节仍能较容易地被移动
Ⅲ级	肌张力重度增加，在被动活动肢体时比较困难
Ⅳ级	肌张力极度增加，在被动活动肢体时呈现僵直状态而不能动

（2）肌力检查：肌力是受试者主动运动时肌肉产生的收缩力。以关节为中心检查肌群的伸、屈力量，或外展、内收、旋前、旋后等功能。检查方法是让患者维持某种姿势，检查者施力使其改变，判断肌力强弱。临床常用肌力分级法测评肌力，为0~5级的6级肌力记录法（表3-4）。

表3-4　肌力分级标准

级别	名称	标准	相当于正常肌力的百分比
0	零（zero，0）	不能测知的肌肉收缩	0%
1	微缩（trace，T）	有轻微收缩，但不能引起关节活动	10%
2	差（poor，P）	除重力状态下能做关节全范围运动	25%
3	尚可（fair，F）	能抗重力做关节全范围运动，但不能抗阻力	50%
4	良好（good，G）	能抗重力、抗一定阻力运动	75%
5	正常（normal，N）	能抗重力、抗充分阻力运动	100%

（三）护理

（1）帮助患者恢复其功能，预防因运动障碍、长期卧床带来的并发症及危险。

①防止瘫痪肢体失用性综合征的发生：发病早期即给予良肢位摆放，防止肩关节、髋关节外展及足下垂等并发症的发生。

②在恢复期做好患肢的被动、主动功能训练，以及步态训练，以利于肢体功

能恢复。

（2）保证患者皮肤的完整性，防止压疮的发生。按国际Braden评分标准定时评估压疮的危险程度，并采取相应措施。

①使用预防压疮用具：气垫床、气囊、软垫、减压贴等，以减轻受压部位的压力。

②保持床单位和患者皮肤的清洁、干燥，定时擦浴，以防局部汗浸、受压时间过长而引起压疮。

③定时变换患者体位。注意翻身技巧，不要拖拉患者肢体，应扶住关节处，避免扭伤及脱臼；肥胖患者使用提单法为患者翻身；半侧卧位时患者体位采取30°，以防剪切力给患者造成压疮。

（3）保证患者的安全，防止坠床、跌倒的危险。当患者有四肢瘫时给予使用床挡；肢体无力但能行走时，要有人陪伴，准备防滑鞋。另外床、椅、坐便器高度要合适，备扶手。

（4）保证喂养合适，防止误吸的危险。当患者因咽喉肌麻痹出现吞咽困难时，应给予糊状食物，饮食时将床头抬高，使其取半卧位，并给患者充足的饮食时间。如有呛咳，无法自行饮食，给予鼻饲饮食。

（5）其他，如可穿弹力长袜预防深静脉血栓形成及并发的肺栓塞；尿潴留者给予留置导尿；便秘者给予对症处理。

五、卒中患者感觉障碍的评估与护理

（一）概念

感觉是作用于各个感受器的各种形式的刺激在人脑中的直接反应。感觉障碍是指机体对痛、温、触、压、位置、振动等刺激无感知、感知减退或异常的综合征。

（二）评估

要查明感觉障碍的原因，必须注意感觉障碍的分布、性质、程度、频度，是发作性还是持续性，以及加重或减轻因素；注意患者主诉是否有感觉消退或消失、增强、异物感或疼痛、麻木，有无因自己的感觉异常感到烦闷、忧虑，甚至躁动不安。

（三）护理

1.安全护理

外出活动要专人看护，活动区域要保持平整安全，避免患者接触利器，饮食温度要适宜，防止患者受伤。对感觉障碍的肢体应注意保暖，但最好不用热水袋，防止患者烫伤，如必须用热水袋时水温应控制在50℃以内。还应避免过冷的刺激，使用冰袋物理降温时应避免接触感觉障碍的肢体。对输液部位要勤观察，防止药液外渗而患者无反应。

2.皮肤护理

对感觉障碍的肢体要防止受压或机械性刺激，要保持皮肤的清洁、干燥，保持床单位的清洁、干燥、无渣屑，每天最少扫床2次。

3.感知觉训练

每日2次温水擦洗感觉障碍的部位，以促进血液循环和感觉的恢复。可加用按摩、针灸、理疗等物理疗法。

六、卒中患者言语障碍的评估与护理

（一）概念

言语障碍可分为失语症和构音障碍。失语症是由于脑损害所致的语言交流能力障碍。构音障碍则是神经肌肉的器质性病变，造成发音器官的肌无力及运动不协调所致。

（二）评估

评估失语的性质、理解能力，记录患者能表达的基本语言。观察患者手势、表情等，及时满足患者需要。向护理者/患者解释语言锻炼的目的、方法，促进语言功能恢复。如鼓励患者讲话、不耻笑患者，消除其羞怯心理，为患者提供练习机会。

（三）护理

据文献报道有57%～69%脑卒中患者伴有语言障碍。在日常生活中，语言障碍严重影响了患者与他人的人际交流，使得他们丧失了工作和日常生活能力，甚至最基本的生活也需要专人护理，极大地影响了患者及其家属的身心健康。护理失语患者首先要测定其失语的严重程度，并注意患者尚保留的最有效的交流方式；其次向护理者传授与患者交流的有效方法。

1.沟通交流方法

（1）手势法：与患者共同约定手势语，如上竖拇指表示大便，下竖拇指表示小便；张口是吃饭，手掌上、下翻动是翻身；手捂前额表示头痛，手在腹部移动表示腹部不适。除偏瘫或双侧肢体瘫者和听理解障碍患者不能应用外，其他失语均可应用（表3-5）。

表3-5　规范化手势语

手　势	代表意义
伸大拇指	大便
伸小拇指	小便
伸示指	有痰
握空心拳（形如水杯）	口渴
握实心拳（形如重锤）	疼痛
用手拍床	想交流
握笔写字式	想写字

（2）实物图片法：利用一些实物图片，进行简单的思想交流以满足生理需要，解决实际困难。利用常用物品，如茶杯、便器、碗、人头像、病床等，反复教患者使用。如茶杯表示要喝水，人头像表示头痛，病床表示翻身。此种方法最适合于听力障碍的交流。

（3）文字书写法：适用于文化素质高，无机械书写障碍和视空间书写障碍的患者，在认识疾病的特点后，医护人员、护理者有什么要求，可用文字表达，根据病情和需要进行卫生知识宣教。

2.护理原则

（1）循序渐进：由简到难，由浅入深，由少到多，根据患者接受能力，不断增加或更新内容，切忌复杂化、多样化，使患者一开始就感到困难而失去治疗信心。

（2）每次必须从患者易接受或已学会的项目开始，用简单的练习让患者体验到成功的乐趣。坚持天天学和练。

（3）说话要缓慢和清晰，不可操之过急，尽力去理解患者说的每一件事，像正常人一样对待他。

七、卒中患者吞咽障碍的评估与护理

（一）概念

吞咽障碍是指食物（或液体）从口、咽、食管至胃的推进过程中受到阻碍。临床上根据病变部位的不同可分为真-假性延髓麻痹。

（二）评估

1.评估原则

（1）作为卒中患者初始评估的一部分，在卒中患者开始经口摄入药物、液体或食物前，应使用简单、有效及可行的床边检查工具筛查患者有无吞咽困难（B级证据）。

（2）应严密监控发病24小时内有意识障碍的患者，患者临床情况稳定后方可进行吞咽困难的筛查（C级证据）。

（3）卒中患者如出现吞咽困难或肺部误吸时，应由语言表达病理医师或其他受过培训的专业医师全面评估患者的吞咽功能，并给予安全吞咽及适度浓稠度饮食的建议（A级证据）。

（4）对于有营养不良危险因素的患者（包括吞咽困难的患者），都应接受营养师的评估及持续性治疗。营养状态的评估应使用有效的营养评估工具或方法（C级证据）。

2.评估内容

评估患者的意识状态、智能、肺部感染和营养状况，下颌、口唇、舌、软腭及颊肌运动情况，流涎及咽反射的情况。评估是否有饮水呛咳和吞咽困难。

3.评估方法

（1）方法：洼田饮水试验。让患者按习惯喝下30mL温水，根据饮水结果进行分级。

Ⅰ级：能不呛的一次饮下30mL温水。

Ⅱ级：分两次饮下且不呛。

Ⅲ级：能一次饮下，但有呛咳。

Ⅳ级：分两次以上饮下，有呛咳。

Ⅴ级：屡屡呛咳，难以全部咽下。

（2）洼田吞咽能力评定法，可将吞咽能力分为6级。

1级：任何条件下均有吞咽困难或不能吞咽。

2级：3个条件均具备则误吸减少。

3级：具备2个条件则误吸减少。

4级：如选择适当的食物，基本上无误吸。

5级：如注意进食方法和时间，基本上无误吸。

6级：无吞咽困难。

（3）鼻饲喂养并发误吸的危险因素评估：鼻饲喂养并发误吸主要与患者胃肠功能情况、鼻饲胃管置入深度、鼻饲胃管管路是否固定、鼻饲胃管脱出盘入口腔、鼻饲喂养时卧位、吸痰诱发的呕吐、喂养方式等因素有关。

（三）护理

1.饮食护理

鼓励能吞咽的患者经口进食，选择高蛋白、高维生素食物，选择软饭、半流或糊状食物，避免粗糙、干硬、辛辣刺激性食物。少量多餐，充分咀嚼。对面肌麻痹的患者，喂食时应将食物送至其口腔健侧近舌根处；早、晚及患者进食后，用温盐水或过氧化氢为其清洗口腔，清洗时特别要注意对口腔内瘫痪侧颊黏膜的清洁，以免食物残渣存留于瘫痪侧而发生口腔感染。有义齿的患者在睡觉前一定要取下义齿，清洗干净后放在盛有凉开水的容器内。

2.喂养方式的选择

对患者进行胃肠内喂养指标评定后，给予合适的喂养方式。

3.鼻饲喂养的原则

肠内营养原则是浓度从低到高、容量从少到多、速度从慢到快，即由半量逐渐增至全量（1000～2000mL），速度从80mL/h泵入开始，观察患者的耐受性，逐渐调至120～150mL/h泵入，鼻饲过程中需要注意鼻饲的速度和每次鼻饲量。随时评估患者的胃肠功能，如是否有呕吐、腹胀、排便、未排气及肠鸣音异常、应激性溃疡出血量在50mL以上者，必要时应暂禁食。

八、卒中患者排泄障碍的评估与护理

（一）排尿障碍

1.概念

当正常人膀胱尿量达到100～150mL时，即可出现尿意，300～400mL时可出现排尿感。膀胱内充满尿液而不能排出即称为尿潴留。

2.评估内容

评估排尿次数、频率、时间、尿量和颜色等；排尿是否困难，是否有排尿痛、烧灼感、余尿、尿失禁；神经损伤的程度；尿潴留患者有无尿路感染和浅昏迷患者的躁动，尿失禁患者有无压疮，老年尿潴留患者有无前列腺肥大。

3.诱导排尿的护理

给予患者物理性刺激以诱导排尿，如温水冲洗尿道、温毛巾外敷腹部、听流水声等。协助患者放松情绪，减轻压力。

4.留置尿管的护理

对尿潴留患者或需准确记录尿量患者应给予导尿。要严格无菌操作，首次放尿应少于1000mL，注意观察尿液的性质、颜色和量。恢复期患者要进行膀胱的训练，夹闭尿管，每4小时开放1次。有条件者可使用抗反流引流袋，防止逆行感染；使用普通尿袋要注意尿袋位置不可高于耻骨联合。引流管要保持通畅，定时倾倒尿液。长期留置导尿应定期更换尿管和引流袋，建议1周更换1次。老年患者如果有前列腺肥大史，导尿术可能不顺利，应请泌尿科医师在局麻下进行导尿。给患者做翻身等操作时注意勿牵拉尿管，避免外伤。

5.泌尿系感染的护理

对于尿失禁患者注意保持床单位清洁干燥，及时清洁会阴，对于尿潴留患者应先使用物理性刺激（如用温水冲洗尿道、温毛巾外敷腹部等）诱导排尿。必要时留置导尿，每日清洁尿道口，并夹闭尿管，每4小时开放1次，训练膀胱功能。定时无菌技术更换尿管，观察尿液颜色、量、性质。有异常及时通知医师。

6.皮肤护理

应每日做会阴冲洗，并用碘伏消毒尿道口，保持会阴部清洁。

7.预防感染

嘱患者多饮水，减少泌尿道结石和感染的发生。有皮肤破溃者给予皮肤科会诊，定时涂药。

8.尿失禁处理

尿失禁患者尽量不给予留置尿管。男性患者可给予假性导尿，女性患者可给予成人纸尿裤使用，应及时更换尿垫、纸尿裤。会阴皮肤可预防性涂用护臀霜或肛周保护膜、紫草油等，防止淹红。

（二）排便障碍

1.概念

便秘是指排便次数减少、粪便干硬、排便困难并需要用力，排完后尚有残便感。

2.评估内容

评估正常时、近日及现在的排便状况，如排便次数、开始时间、何时发生、粪质、排便难易度，有无腹部饱胀感、残便感，有无肛门裂隙、出血等。病情观察，要注意观察患者排便情况，每日体温单上要准确记录，如有3日未排便应通知医师，及时给予处理。

3.便秘的处理

脑卒中的患者一定要保持大便通畅，防止排便费力引起颅压增高，危及生命。如患者3日未排大便，应给予人工协助排便。首先可给予开塞露20mL入肛，如果无效可给予肥皂水低压灌肠或人工协助排便。

4.皮肤护理

大便失禁患者由于不定时排便，易造成肛周淹红、破溃，这就需要护士随时观察有无大便排出，要随时清理。最好使用湿巾或软纸擦拭，每日用水冲洗肛周2次，保持肛周的干燥、清洁。每次清理完大便后，最好涂用肛周保护膜或护臀霜，可以防止皮肤破溃。如出现淹红、破溃迹象，应准确记录，并请皮肤科医师会诊，协助处理。

5.功能训练

要让便秘的患者养成良好的排便习惯，训练定时排便，最好每日起床后排便。大便失禁的患者恢复期应让患者进行缩肛练习，有意识地控制排便。

6.日常饮食的调节

（1）食物不要过于精细，更不能偏食，要增加膳食中的纤维素含量，如五谷杂粮、蔬菜（萝卜、韭菜、生蒜等）、水果（苹果、大枣、香蕉、梨等）。

（2）摄取足够水分。每日进水量约2000mL。每天清晨空腹饮1～2杯淡盐水或开水或蜂蜜水，均能防治便秘。

（3）饮食中摄入适量植物脂肪，如香油、豆油等，或食用含植物油多的硬果如核桃、芝麻等。

（4）适当食用有助润肠的食物，如蜂蜜、酸奶等。

（5）可经常食用一些有防治便秘作用的药粥如芝麻粥、核桃仁粥、菠菜粥、红薯粥等。

（6）少吃强烈刺激性助热食物，如辣椒、咖喱等调味品，忌饮酒或浓茶。

（三）注意事项

（1）所有卒中患者都应筛查是否有尿失禁或尿潴留（不论膀胱是否充盈），是否有排便失禁及便秘情况。

（2）尿失禁的卒中患者应有受过训练的专门人员使用系统的功能评估工具进行评估。

（3）应避免使用导尿管。如果确需应用，留置导尿管后应每天进行评估并尽快撤除导尿管。

（4）对尿失禁的住院患者应实施膀胱训练计划。

（5）推荐使用便携式超声检查作为非侵入性评估排空后残余尿情况的方法，并排除泌尿系感染及导尿后尿道损伤。

（6）持续性便秘或大便失禁的卒中患者应实施大便管理规划。

第四章　肺部疾病

第一节　慢性阻塞性肺疾病

中医学认为，COPD是多种慢性肺系疾病反复发作、迁延不愈，导致肺气胀满、不能敛降的一种病证，临床表现为胸部膨满、憋闷如塞、喘息上气、咳嗽痰多、烦躁心悸、面色晦暗或唇甲发绀、脘腹胀满、肢体浮肿等，其病程缠绵，时轻时重，经久难愈，严重者可出现神昏、痉挛、出血、喘脱等危重症候，与西医的肺源性心脏病、肺性脑病极为相似。

早在《内经》就有关于肺胀病名的记载，并指出病因病机及证候表现，如《灵枢·胀论》篇说："肺胀者，虚满而喘咳。"《灵枢·经脉》篇又说："肺手太阴之脉……是动则病肺胀满膨膨而喘咳。"汉代张仲景《金匮要略·肺痿肺痈咳嗽上气病脉证治》指出："咳而上气，此为肺胀，其人喘，目如脱状。"该书所载治疗肺胀之越婢加半夏汤、小青龙加石膏汤等方至今仍被临床所沿用。此外，在《金匮要略·痰饮咳嗽病脉证并治》中所述之支饮，症见"咳逆倚息，短气不得卧，其形如肿"，也属于肺胀范畴。隋代巢元方《诸病源候论·咳逆短气候》认为肺病的发病机理是由于"肺虚为微寒所伤则咳嗽，咳嗽气还于肺间则肺胀，肺胀则气逆，而肺本虚，气为之不足，复为邪所乘，壅痞不能宣畅，故咳逆，短乏气也"。元代朱丹溪提出肺胀的发生与痰瘀互结，阻碍肺气有关。清朝张璐《涨氏医通》认为肺胀以"实证居多"，李用粹《证治汇补·咳嗽》提出对肺胀的辨证施治当分虚实两端，"又有气散而胀者，宜补肺，气逆而胀者，宜降气，当参虚实而施治"。

一、中医病因病机

（一）病因

COPD的发生多因久病肺虚，痰液潴留，而致肺不敛降，气还肺间，肺气胀满，每因复感外邪使病情发作或加剧。《症因脉治·喘证论》谓："肺胀之因，内有郁结，先伤肺气，外复感邪，肺气不得发泄，则肺胀作矣。"所以久病肺虚是肺胀发病的内因，如内伤久咳、支饮、喘哮、肺痨等慢性肺系疾病，迁延失治，痰液潴留，壅阻肺气，气之出纳失常，还于肺间，日久导致肺虚，成为发病的基础。肺虚则肺卫不固，外邪六淫，饮食不当，情志失调，劳倦过度等反复乘袭，诱使病情发作，呈进行性加重。

（二）病机

病变主要在肺，继则累及脾肾，后期及心，也可及肝。

1.病变首先在肺

肺主气，开窍于鼻，外合皮毛，主表，卫外。故外邪从口鼻皮毛入侵，首先犯肺。邪气壅肺，肺气宣降不利，或咳，或喘，或哮，或津液失于输化而成痰，久则肺虚，气阴耗伤，导致肺的主气功能失常，遂使六淫乘袭或他脏之邪干肺，而成肺胀。

2.日久累及脾肾

若肺病及脾，则肺脾同病。脾为肺母，肺病日久，子耗母气，则脾运失健，导致肺脾两虚，脾虚不能散精上归于肺，肺病不能输布水精，则聚为痰浊。肺肾同病，足少阴肾脉从肾上贯肝膈，入肺中，循喉咙，夹舌本。肺为气之主，肾为气之根。肾能助肺纳气，若肺病日久，累及于肾，精气耗损，肺不主气，肾不纳气，可致气喘日益加重，吸入不易，呼吸浅短难续，动则更甚。

3.后期病及于心，也可及肝

肺与心脉相通，同居上焦，肺朝百脉，肺气辅助心脏运行血脉。久咳久喘，肺病日深，治节失职，心营不畅，而致喘悸不宁。心气、心阳虚衰，心脉瘀阻，则肺病及心。心阳根于命门真火，如肾阳不振，进一步导致心肾阳衰，可以出现喘脱危候。此外，病变还可涉及肝。如在感受外邪急性发病阶段，可因痰热内郁，热极生风，或阴液耗损，虚风内动，出现抽搐震颤等症。

二、病理生理

中医学认为，肺胀的病理因素主要为痰浊、水饮、血瘀相互影响，或兼见同病。肺气亏虚，无力推动津液的运行输布，津液停聚，则生痰饮水湿；脾气虚，运化功能失调，津液不得输布，聚而成痰，上注于肺，引发咳嗽、咳痰。故"脾为生痰之源，肺为贮痰之器"。肾主一身之阳气，具有温化水湿之功，肾阳虚衰，无力化气行水，而聚水成痰。所以肺虚不能化津，脾虚不能转输，肾虚不能蒸化，痰浊潴留，成为不易蠲除之"夙根"。痰从寒化则成饮，则可形成外寒内饮之证。痰郁化热或感受风热，则可形成痰热证。痰浊壅塞气道，或肺虚吸清呼浊功能减弱，浊邪害清，则痰蒙神窍，可见烦躁、嗜睡、昏迷。痰、饮、水、湿，同出一源，俱属津液停积而成，又每可互相转化。如痰从阴化，则为饮为水。水饮留于上焦，迫肺则咳逆上气，凌心则心悸气短。痰湿困于中焦，纳减、呕恶、脘腹胀闷、便溏。水饮溢于肌肤，水肿尿少。水饮停于胸胁腹部，悬饮、鼓胀。陈修园《医学从众录》曰："痰之本，水也，源于肾；痰之功，湿也，主于脾；痰之行，气也，贮于肺。"痰湿壅阻，气机失调，致气滞、气逆；又因气血互根互生，气滞则血瘀，痰浊阻滞，碍血运行，亦致血瘀。心主营运过劳，心阳、心气虚衰，无力推动营血，心脉瘀阻，可见心悸，脉结代，唇舌爪甲发绀，颈脉动，心主血，肝藏血，心脉不利。肝疏调失职，血郁于肝，则瘀结胁下，痞块有形，胀痛拒按。肺脾气虚，气不摄血，或气虚瘀阻，或热甚动血，血不循经，则见咯血、吐血、便血。痰、瘀、水饮可以相互影响和转化。痰浊久蕴，可以寒化成饮，饮溢肌表则为水，痰浊阻肺，肺气郁滞，治节失司，心脉不利，则血郁为瘀，瘀阻血脉。血不利则为水。一般而言，早期以痰浊为主，渐而痰瘀并见，终致痰浊、瘀血、水饮交错为患。唯在不同个体，不同阶段又有主次之分。

肺胀多属标实本虚，但有偏实、偏虚的不同。

（1）发作期偏于标实，以邪实为主（常与肺部所受之邪是否得以祛除有关），外邪为风寒、风热，内邪有痰浊、痰热、痰饮、瘀血等。

（2）缓解期偏于本虚，以正虚为主（常与心肺功能的代偿程度有关）。早期多属气虚，部分可呈气阴两虚，由肺而及脾肾，晚期气虚及阳，以肺、肾、心为主，也有阴虚或阴阳两虚者。其中纯属阴虚者较少见。

（3）虚实错杂、互为因果。虚实两者，不可截然分开，如阳气不足，卫外不固，易感外邪，痰饮难以蠲除。而阴虚者，外邪、痰浊易于化热。故虚实之间常互为因果，夹杂出现，邪留伤正，正虚受邪，每致愈发愈频，病程缠绵，难以根治，尤其老年患者，如不积极治疗，病情极易加重或恶化。如《金匮要略·肺痿肺痈咳嗽上气病脉证治》说："上气，面浮肿，肩息，其脉浮大，不治，又加利，尤甚《证治汇补·咳嗽》说："若肺胀壅遏，不得卧眠，喘息鼻扇者难治。"如气不摄血，则见咳吐泡沫血痰，或吐血、便血；若痰迷心窍，肝风内动，则谵妄昏迷、震颤、抽搐；如见喘脱、神昏、汗出、肢冷、脉微欲绝者，乃阴阳消亡危重之候。

三、临床表现

（一）症状

起病缓慢、病程较长。主要症状如下。

1.慢性咳嗽

常为首发症状。初为间断性咳嗽，随病程发展可终身不愈。常晨间咳嗽明显，夜间有阵咳或排痰。少数患者无咳嗽症状。

2.咳痰

一般为白色黏液或浆液性泡沫痰，偶可带血丝，清晨排痰较多。急性发作期痰量增多，可有脓性痰。少数患者不伴有咳痰。

3.气短或呼吸困难

早期在劳累时出现，后逐渐加重，以致在日常活动甚至休息时也感到气短，是COPD的标志性症状。

4.喘息和胸闷

部分患者特别是重度患者或急性加重时出现喘息。

5.全身性症状

晚期患者可有体重下降、食欲减退、外周肌肉萎缩和功能障碍、精神抑郁和（或）焦虑等。

（二）体征

早期体征可无异常，随疾病进展出现以下体征。

1.一般情况

黏膜及皮肤发绀，严重时呈前倾坐位，球结膜水肿，颈静脉充盈或怒张。

2.呼吸系统

（1）视诊：胸廓前后径增大，肋间隙增宽，剑突下胸骨下角增宽，称为桶状胸。部分患者呼吸变浅，频率增快，辅助呼吸肌参与呼吸运动，严重时可呈胸腹矛盾呼吸，严重者可有缩唇呼吸等。

（2）触诊：双侧语颤减弱。

（3）叩诊：肺部过清音，心浊音界缩小，肺下界和肝浊音界下降。

（4）听诊：两肺呼吸音减弱，呼气延长，部分患者可闻及湿啰音和（或）干啰音。

3.心脏

可见剑突下心尖搏动；心脏浊音界缩小；心音遥远，剑突部心音较清晰响亮，出现肺动脉高压和肺源性心脏病时$P_2 > A_2$，三尖瓣区可闻及收缩期杂音。

4.腹部

肝界下移，右心功能不全时颈反流征阳性，出现腹水移动性浊音阳性。

5.其他

长期低氧病例可见杵状指/趾，高碳酸血症或右心力衰竭病例可出现双下肢可凹性水肿。

（三）中医症候分型

1.急性加重期

（1）寒饮伏肺证：咳嗽气急，甚则喘鸣有声，痰多易咯，色白清稀多泡沫，胸膈满闷，形寒背冷，喜热饮，咳多持续，时有轻重。舌淡苔白滑，脉细弦或沉弦。

（2）痰浊壅肺证：咳嗽痰多，色白黏腻或呈泡沫，短气喘息，稍劳即著，怕风易汗，脘痞纳少，倦怠乏力，舌质偏淡，苔薄腻或浊腻，脉小滑。

（3）痰热郁肺证：咳逆喘息气粗，烦躁，胸满，痰黄或白，黏稠难咳。或身热微恶寒，有汗不多，溲黄，便干，口渴，舌质红，苔黄或黄腻，脉数或滑数。

（4）阳虚水泛证：面浮，下肢肿，甚则一身悉肿，腹部胀满有水，心悸，咳喘，咳痰清稀，脘痞，纳差，尿少，怕冷，面唇青紫，苔白滑，舌胖质暗，脉沉细。

（5）痰蒙神窍证：神志恍惚，谵妄，烦躁不安，撮空理线，表情淡漠，嗜睡，昏迷，或肢体抽搐，咳逆喘促，咳痰不爽，苔白腻或黄腻，舌质暗红或淡紫，脉细滑。

2.稳定期

（1）肺脾气虚证：咳嗽或喘息、气短，动则加重，神疲、乏力或自汗，动则加重，恶风，易感冒，纳呆或食少，胃脘胀满或腹胀或便溏，舌体胖大或有牙痕，舌苔薄白或腻，脉沉细或沉缓或细弱。

（2）肺肾气虚证：喘息、气短，动则加重，乏力或自汗，动则加重，易感冒，恶风，腰膝酸软，耳鸣，头昏或面目虚浮，小便频数、夜尿多，或咳而遗尿，舌质淡、舌苔白，脉沉细或细弱。

（3）肺肾气阴两虚证：喘息、气短，动则加重，自汗或乏力，动则加重，易感冒，腰膝酸软，耳鸣，头昏或头晕，干咳或少痰、咳痰不爽，盗汗，手足心热，舌质淡或红、舌苔薄少或花剥，脉沉细或细弱或细数。

四、实验室检查

（一）肺功能检查

是判断气流受限的主要客观指标，对COPD诊断、严重程度评估、疾病进展、预后及治疗反应等有重要意义。

（1）第一秒用力呼气容积占用力肺活量百分比（FEV_1/FVC）是评估气流受限的一项敏感指标。

第一秒用力呼气容积占预计值百分比（FEV_1%预计值），是评估COPD严重程度的良好指标，其变异性小，易于操作。

吸入支气管舒张药后FEV_1/FVC<70%及FEV_1<80%预计值者，可确定为不能完全可逆的气流受限。

（2）肺总量（TLC）、功能残气量（FRC）和残气量（RV）增高，肺活量（VC）减低，表明肺过度充气，有参考价值。由于TLC增加不及RV增高程度明显，故RV/TLC增高。

（3）一氧化碳弥散量（DLCO）及DLCO与肺泡通气量（VA）比值（DLCO/VA）下降，该项指标对诊断有参考价值。

（二）胸部X线检查

COPD早期胸部X线片可无变化，以后可出现肺纹理增粗、紊乱等非特异性改变，也可出现肺气肿改变：肺容积增大，胸廓前后径增长，肋骨走向变平，肺野透亮度增高，横膈位置低平，心脏悬垂狭长，外周肺野纹理纤细稀少等；并发肺动脉高压和肺源性心脏病时，除右心增大的X线征象外，还可有肺动脉圆锥膨隆、肺门血管影扩大、右下肺动脉增宽和出现残根征等。胸部X线检查对COPD诊断特异性不高，但对确定是否存在肺部并发症及与其他疾病（如气胸、肺大疱、肺炎、肺结核、肺间质纤维化等）鉴别有重要意义。

（三）胸部CT检查

CT检查不应作为COPD的常规检查。高分辨CT（HRCT）对辨别小叶中心型或全小叶型肺气肿及确定肺大疱的大小和数量，有很高的敏感性和特异性，有助于COPD的表型分析，对判断肺大疱切除或外科减容手术的指征有重要价值，对COPD与其他疾病的鉴别诊断有较大帮助。

（四）血气检查

对确定发生低氧血症、高碳酸血症、酸碱平衡失调及判断呼吸衰竭的类型有重要价值。

（五）其他

COPD合并细菌感染时，外周血白细胞增高，核左移，中性粒细胞百分比增加。长期缺氧患者可出现血红蛋白、红细胞计数和血细胞比容增高。

痰涂片及痰培养可帮助诊断细菌、真菌、病毒及其他非典型病原微生物感染，常见病原菌为肺炎链球菌、流感嗜血杆菌、卡他莫拉菌、肺炎克雷伯杆菌等；血液病原微生物核酸及抗体检查、血培养可有阳性发现；病原培养阳性行药物敏感试验有助于合理选择抗感染药物。

五、诊断与严重程度分级

主要根据吸烟等高危因素史、临床症状、体征及肺功能检查等综合分析确定。肺功能检查是COPD诊断的必备条件。吸入支气管舒张药后$FEV_1/FVC<70\%$及$FEV_1<80\%$预计值可确定存在持续性气流阻塞。

有少数患者并无咳嗽、咳痰症状，仅在肺功能检查时$FEV_1/FVC<70\%$，而$FEV_1\geq80\%$预计值，在除外其他疾病后，亦可诊断为COPD。

根据FEV_1/FVC、$FEV_1\%$预计值和症状可对COPD的严重程度做出分级。

COPD严重程度分级：

0级：高危。有患COPD的危险因素，肺功能正常，有慢性咳嗽、咳痰症状。

Ⅰ级：轻度。$FEV_1/FVC<70\%$，$FEV_1\geq80\%$预计值，有或无慢性咳嗽、咳痰症状。

Ⅱ级：中度。$FEV_1/FVC<70\%$，$50\%\leq FEV_1<80\%$预计值，有或无慢性咳嗽、咳痰症状。

Ⅲ级：重度。$FEV_1/FVC<70\%$，$30\%\leq FEV_1<50\%$预计值，有或无慢性咳嗽、咳痰症状。

Ⅲ级：极重度。$FEV_1/FVC<70\%$，$FEV_1<30\%$预计值，或$FEV_1<50\%$预计值，伴有慢性呼吸衰竭。

COPD在临床上的一个难点是早期诊断，从而影响了早期干预。因此应加强对COPD的诊断意识。2014版GOLD指南强调凡是有呼吸困难、慢性咳嗽和（或）咳痰症状，以及有危险因素暴露史的患者应怀疑COPD。具有上述临床表现者需要进行肺功能检查，应用支气管扩张药后第一秒用力呼气量（FEV_1）/用力肺活量（FVC）$<70\%$，可确定存在持续性气流受限，继而诊断为COPD。但应该注意，采用这样的固定比值来定义气流受限，对于老年人可能会导致过度诊断，而对于年龄<45岁的人群，尤其是轻度COPD患者，则可能导致漏诊。

除了上述通过肺功能检查来评估气流受限严重程度外，2012版GOLD指南提出了COPD的综合评估方法，把患者分为4群，如下。

A：低风险，症状较少；相当于GOLD1～2；急性加重每年≤1次；CAT<10；mMRC0-1。

B：低风险，症状较多；相当于GOLD1～2；急性加重每年≤1次；

CAT≥10；mMRC≥2。

C：高风险，症状较少；相当于GOLD3～4；急性加重每年≥2次；CAT<10；mMRC0–1。

D：高风险，症状较多；相当于GOLD3～4；急性加重每年≥2次；CAT≥10；mMRC≥2。

注：CAT是指COPD评估测试，用于对症状进行全面评估。mMRC是指改良的英国医学委员会量表，用于对呼吸困难的评估。

（一）症状

症状较少（mMRC0–1或CAT<10）：患者为（A）或（C）。
症状较多（mMRC≥2或CAT≥10）：患者为（B）或（D）。

（二）气流受限

低风险（GOLD1或2）：患者为（A）或（B）。
高风险（GOLD3或4）：患者为（C）或（D）。

（三）急性加重

低风险：急性加重≤1次/年，不需住院治疗：患者为（A）或（B）。
高风险：急性加重≥2次/年或至少1次急性加重需住院治疗：患者为（C）或（D）。

COPD病程分期：急性加重期（慢性阻塞性肺疾病急性加重）指在疾病过程中，短期内咳嗽、咳痰、气短和（或）喘息加重，痰量增多，呈脓性或黏液脓性，可伴发热等炎症明显加重的表现，并需改变基础COPD的常规用药。稳定期则指患者咳嗽、咳痰、气短等症状稳定或症状较轻。

六、治疗

对于肺胀的治疗，历代医家强调急性发作期祛邪以治标，稳定期扶正补虚以治本。稳定期治疗以补肺益肾健脾、纳气平喘为法，同时兼以化痰止咳平喘，通过补益肺气，温补脾肾，活血化瘀，燥湿化痰等方法治疗COPD，可改善临床症状，阻止病情发展；缓解或阻止肺功能下降；改善活动能力，提高生活质量和降低病死率；减少感冒次数，抑制炎性介质的释放与合成，对提高机体免疫力和生活质量有良好的效果，体现了中医药整体治疗的优势。近年来，随着对COPD进一步研究，中医药在治疗COPD中取得深入进展，在临床上的优势越来越明显，主要体现在急性加重期采用中西医结合治疗，可以显著提高疗效，明显缩短病程。

（一）辨证选择口服中药汤剂或中成药

1.急性加重期
（1）寒饮伏肺证
治法：温肺化痰，涤痰降逆。
方药：温肺饮（郑心主任自拟方：炙麻黄9g，炒杏仁10g，炒地龙12g，射干12g，半夏12g，五味子6g，厚朴10g，紫菀9g，黄芩12g，金银花18g，连翘12g，板蓝根21g，甘草6g，云伏苓15g，鱼腥草18g，炒苏子15g，陈皮12g，炒莱菔子15g，白芥子12g）或小青龙汤加减。麻黄（去节）、芍药、细辛、干姜、甘草（炙）、桂枝、半夏、五味子。加减：咳甚加紫菀、款冬花化痰止咳；痰鸣气促甚者可加地龙、僵蚕化痰解痉；气逆者，加代赭石降气；便秘者，加全瓜蒌通腑涤痰。无表证者可予以苓甘五味姜辛汤。

（2）痰浊阻肺证
治法：化痰降逆平喘。
方药：二陈汤合三子养亲汤。半夏、陈皮、苏子、白芥子、莱菔子、茯苓。加减：痰浊壅盛，胸满，气喘难平加葶苈子、杏仁；脾胃虚弱加党参、黄芪、茯苓、白术等；痰浊夹瘀，唇甲紫暗，舌苔浊腻者，涤痰汤加丹参、地龙、桃仁、红花、赤芍、水蛭。
中成药：橘红痰咳液1支，每日3次，口服。

（3）痰热壅肺证
治法：清热化痰平喘。
方药：清热化痰汤（金银花18g，连翘15g，黄芩15g，炙桑皮15g，炙杷叶15g，前胡15g，浙贝15g，全瓜蒌18g，鱼腥草18g，板蓝根18g，厚朴12g，甘草9g）或麻杏石甘汤合千金苇茎汤。麻黄（炙）、杏仁、石膏、甘草、苇茎、桃仁、薏苡仁、冬瓜仁。加减：内热较重，加黄芩、栀子、芦根；咳嗽重，加前胡、桑白皮。大便秘结加大黄、芒硝。

中成药：痰热清针剂20mL，静脉滴注；或清开灵针剂20mL，静脉滴注。

蛇胆川贝液10mL/次，口服，每日3次。

（4）阳虚水泛证

治法：益气温阳，健脾利水。

方药：真武汤合五苓散。茯苓、芍药、白术、生姜、附子（炮去皮）、猪苓、茯苓、泽泻、白术、桂枝。加减：若水寒射肺而咳者，加干姜、细辛温肺化饮，五味子敛肺止咳；阴盛阳衰而下利甚者，去白芍药之阴柔，加干姜以助温里散寒；水寒犯胃而呕者，加重生姜用量以和胃降逆，可再加吴茱萸、半夏以助温胃止呕。

中成药：参附针20～60mL，静脉滴注。

（5）痰蒙神窍证

治法：涤痰，开窍，熄风。

方药：涤痰汤。半夏、陈皮、茯苓、甘草、枳实、竹茹、人参、石菖蒲、胆南星。加减：痰热内盛者，加黄芩、桑白皮、葶苈子、天竺黄、竹沥；热结大肠者，用凉膈散或增液承气汤；肝风内动，加钩藤、全蝎、羚羊角粉；热伤血络，加水牛角、生地、牡丹皮、紫珠草、生大黄等。

中成药：安宫牛黄丸，每次1丸，口服或鼻饲，每6～8小时1次。

清开灵针20mL，静脉滴注；或醒脑静针20mL，静脉滴注。

2.稳定期

（1）肺脾气虚证

治法：补肺健脾，降气化痰。

方药：六君子汤合玉屏风散加减。黄芪、防风、白术、陈皮、法半夏、党参、茯苓、炙甘草。

中成药：健脾丸合玉屏风颗粒；金咳息胶囊（参蛤补肺胶囊）等。

（2）肺肾气虚证

治法：补肾益肺，纳气定喘。

方药：补肺汤合金匮肾气丸加减。党参、黄芪、生地黄、熟地黄、山药、山萸肉、干姜、陈皮、法半夏、补骨脂、仙灵脾、五味子、炙甘草。

中成药：百令胶囊、金匮肾气丸等。

（3）肺肾气阴两虚证

治法：益气养阴滋肾，纳气定喘。

方药：四君子汤合生脉散加减。黄芪、防风、白术、熟地黄、山萸肉、陈皮、法半夏、茯苓、党参、麦冬、五味子、炙甘草。

中成药：黄芪生脉饮、麦味地黄丸（胶囊）等。

（二）穴位贴敷

（1）药物组成主要有白芥子、延胡索、甘遂、细辛等组成，磨成粉，姜汁调敷。

（2）穴位选择选取膻中、肺俞、脾俞、肾俞、膏肓，或辨证选穴。

（3）操作方法患者取坐位，暴露所选穴位，局部常规消毒后，取贴敷剂敷于穴位上，于6～12小时后取下即可。

（4）外敷后反应及处理严密观察用药反应：①外敷后多数患者局部有发红、发热、发痒感，或伴少量小水疱，此属外敷的正常反应，一般无需处理。②如果出现较大水疱，可先用消毒毫针将泡壁刺一针孔，放出泡液，再消毒。要注意保持局部清洁，避免摩擦，防止感染。③外敷治疗后皮肤可暂有色素沉着，但5～7天会消退，且不会留有瘢痕，不必顾忌。

穴位贴敷每10天1次，视患者皮肤敏感性和反应情况对贴敷次数进行调整。

（三）其他中医特色疗法

1.穴位注射

取穴：合谷、足三里、三阴交等。

操作：黄芪注射液2mL，上述穴位局部皮肤消毒后常规注入。3个穴位交替，每周2次。可补气健脾，提高正气，防御外邪，减少咳喘发作、加重。

2.艾灸

取穴：实证、痰热证：定喘、尺泽、肺俞、丰隆；虚证、寒证：肺俞、肾俞、天突、膏肓。

操作：将艾灸对应穴位，根据患者耐受调节艾灸距离、热度，每日1次，每次30分钟，方便安全。

3.通腑灌肠

复方大黄灌肠液（大黄、番泻叶各40g，陈皮15g）煎成150mL，保留灌肠30分钟，每日1～2次。COPD急性发作期还可予以中药灌肠治疗，肺与大肠相表里，腑气不通则肺气不降，腑气通有利于急性发作期病情缓解，对神志不清者有促醒作用。

4.超短波治疗仪

超短波治疗仪对肺胀患者的治疗能使深层组织均匀受热，增加血管通透性，改善微循环，调节内分泌，加强组织机体的新陈代谢，降低感觉神经的兴奋性，从而对肺胀急性期、稳定期患者起到抑菌、消炎、止痛、解痉、促进血液循环和修复、增强机体免疫力，从而达到止咳、化痰、平喘的治疗作用。

第二节　支气管哮喘

《金匮要略》将本病称为"上气"，不仅具体描述了本病发作时的典型症状，提出了治疗方药，而且从病理上将其归属于痰饮病中的"伏饮"，堪称后世顽痰伏肺为哮病夙根的渊薮。隋代《诸病源候论》称本病为"呷嗽"，明确指出本病病理为"痰气相击，随嗽动息，呼呷有声"，治疗"应加消痰破饮之药"。直至元代朱丹溪才首创"哮喘"病名，阐明病机专主于痰，提出"未发以扶正气为主，既发以攻邪气为急"的治疗原则，不仅把本病从笼统的"喘鸣""上气"中分离出来，成为一个独立的病名，而且确定了本病的施治要领。明代《医学正传》进一步对哮与喘做了明确区分。后世医家鉴于哮必兼喘，故一般通称"哮喘"。

一、中医病因病机

历代医家均认为哮喘的发作与内因和外因有关，为宿痰内伏于肺，每因外感、饮食、情志、劳倦等诱因而引触，以致痰阻气道，肺失肃降，肺气上逆，痰气搏击而发出痰鸣气喘声。

（一）外邪侵袭

外感风寒或风热之邪，失于表散，邪蕴于肺，壅阻肺气，气不布津，聚液生痰。《临证指南医案·哮》说："宿哮……沉痼之病，……寒入背腧，内合肺系，宿邪阻气阻痰。"其他如吸入风媒花粉、烟尘、异味气体等，影响肺气的宣发，以致津液凝痰，亦为哮病的常见病因。

（二）饮食不当

具有特异体质的人，常因饮食不当，误食自己不能食的食物，如海膻鱼蟹虾等发物，而致脾失健运，饮食不归正化，痰浊内生而病哮，故古有"食哮""鱼腥哮""卤哮""糖哮""醋哮"等名。

（三）其他

体虚及病后体质不强，有因家族禀赋而病哮者，如《临证指南医案·哮》指出有"幼稚天哮"。部分哮病患者因幼年患麻疹、顿咳，或反复感冒，咳嗽日久等病，以致肺气亏虚，气不化津，痰饮内生；或病后阴虚火旺，热蒸液聚，痰热胶固而病哮。体质不强多以肾虚为主，而病后所致者多以肺脾虚为主。

上述各种病因，既是引起本病的重要原因，亦为每次发作的诱因，如气候变化、饮食不当、情志失调、劳累过度等俱可诱发，其中尤以气候因素为主。诚如《症因脉治·哮病》所说："哮病之因，痰饮留伏，结成窠臼，潜伏于内，偶有七情之犯，饮食之伤，或外有时令之风寒束其肌表，则哮喘之症作矣。"

哮病的病理因素以痰为主，丹溪云"哮病专主于痰。"痰的产生，由于上述病因影响肺、脾、肾，肺不能布散津液，脾不能运化精微，肾不能蒸化水液，以致津液凝聚成痰，伏藏于肺，成为发病的潜在"夙根"，因各种诱因而引发。

哮病发作的基本病理变化为"伏痰"遇感引触，邪气触动停积之痰，痰随气升，气因痰阻，痰气壅塞于气道，气道狭窄挛急，通畅不利，肺气宣降失常而喘促，痰气相互搏击而致痰鸣有声。《证治汇补·哮病》说："因内有壅塞之气，外有非时之感，膈有胶固之痰，三者相合，闭拒气道，搏击有声，发为哮病。"《医学实在易·哮证》也认为哮病为邪气与伏痰"狼狈相因，窒塞关隘，不容呼吸，而呼吸正气，转触其痰，鼾齁有声"。由此可知，哮病发作时的病理环节为痰阻气闭，以邪实为主。由于病因不同、体质差异，又有寒哮、热哮之分。哮因寒诱发，素体阳虚，痰从寒化，属寒痰为患则发为冷哮；若因热邪诱发，素体阳盛，痰从热化，属痰热为患则发为热哮；或由痰热内郁，风寒外束，则为寒包火证；寒痰内郁化热，寒哮亦可转化为热哮。

　　哮喘的急性发作期通常以标实为主，而哮喘缓解期多以本虚为主，久病反复发作可导致肺脾肾的虚证，表现为虚实夹杂、本虚标实的特征。《临证指南医案·喘》在前人基础上进一步总结为："在肺为实，在肾为虚。"若哮病反复发作，寒痰伤及脾肾之阳，痰热伤及肺肾之阴，则可从实转虚。于是，肺虚不能主气，气不布津，则痰浊内蕴，并因肺不主皮毛，卫外不固，而更易受外邪的侵袭诱发；脾虚不能转输水津上归于肺，反而积湿生痰；肾虚精气亏乏，摄纳失常，则阳虚水泛为痰，或阴虚虚火灼津生痰，因肺、脾、肾虚所生之痰上贮于肺，影响肺之宣发肃降功能。可见，哮病为本虚标实之病，标实为痰浊，本虚为肺脾肾虚。因痰浊而导致肺、脾、肾虚衰；肺、脾、肾虚衰又促使痰浊生成，使伏痰益固，且正虚降低了机体抗御诱因的能力。本虚与标实互为因果，相互影响，故本病难以速愈和根治。发作时以标实为主，表现为痰鸣气喘；在间歇期以肺、脾、肾等脏器虚弱之候为主，表现为短气、疲乏，常有轻度哮症。若哮病大发作，或发作呈持续状态，邪实与正虚错综并见，肺肾两虚而痰浊又复壅盛，严重者因不能治理调节心血的运行，命门之火不能上济于心，则心阳亦同时受累，甚至发生"喘脱"危候。

二、病理改变

　　气道的基本病理改变为肥大细胞、肺巨噬细胞、嗜酸粒细胞、淋巴细胞与中性粒细胞浸润。气道黏膜下组织水肿，微血管通透性增加，支气管内分泌物潴留，支气管平滑肌痉挛，纤毛上皮剥离，基底膜露出，杯状细胞增殖及支气管分泌物增加等病理改变，称之为慢性剥脱性嗜酸细胞性支气管炎。上述的改变可随气道炎症的程度而发生变化。若哮喘长期反复发作，则可进入气道不可逆性狭窄阶段，主要表现为支气管平滑肌的肌层肥厚，气道上皮细胞下的纤维化等致气道重建，及周围肺组织对气道的支持作用消失。

　　在发病早期，因病理的可逆性，解剖学上很少发现器质性改变。随着疾病发展，病理学变化逐渐明显。肉眼可见肺膨胀及肺气肿较为突出，肺柔软疏松有弹性，支气管及细支气管内含有黏稠痰液及黏液栓。支气管壁增厚、黏膜充血肿胀形成皱襞，黏液栓塞局部可发现肺不张。

三、临床表现

发作性伴有哮鸣音的呼气性呼吸困难或发作性咳嗽、胸闷。严重者被迫采取坐位或呈端坐呼吸，干咳或咳大量白色泡沫痰，甚至出现发绀等，有时咳嗽可为唯一的症状（咳嗽变异型哮喘），有的青少年患者则以运动时出现胸闷、咳嗽及呼吸困难为唯一的临床表现（运动性哮喘）。哮喘症状可在数分钟内发作，经数小时至数天，用气管舒张药或自行缓解。某些患者在缓解数小时后可再次发作。夜间及凌晨发作和加重常是哮喘的特征之一。

查体：发作期胸部呈过度充气状态，胸廓膨隆，叩诊呈过清音，多数有广泛的呼气相为主的哮鸣音，呼气延长。严重哮喘发作时常有呼吸费力、大汗淋漓、发绀、胸腹反常运动、心率增快、奇脉等体征。缓解期可无异常体征。

中医学认为痰阻气道、肺失肃降、痰气搏击引起的喉中哮鸣有声，呼吸急促困难，甚则喘息不能平卧等，是哮病的基本证候特征。本病呈发作性，发作突然，缓解迅速，一般以傍晚、夜间或清晨为最常见，多在气候变化，由热转寒，及深秋、冬春寒冷季节发病率高。发作前或有鼻痒、咽痒、喷嚏、流涕、咳嗽、胸闷等先兆症状。发作时患者突感胸闷窒息，咳嗽，迅即呼吸气促困难，呼气延长，伴有哮鸣，为减轻气喘，患者被迫坐位，双手前撑，张口抬肩，烦躁汗出，甚则面青肢冷。发作可持续数分钟、数小时或更长。由于感受病邪的不同，发作时患者除具上述证候特征外，还可呈现或寒或热的证候。哮病反复发作，正气必虚，故哮病缓解期多表现为肺、脾、肾虚的症状。

四、诊断

（一）诊断标准

（1）反复发作喘息、气急、胸闷、咳嗽等，多与接触过敏原、冷空气、物理、化学性刺激及上呼吸道感染、运动等有关。

（2）双肺可闻及散在或弥漫性，以呼气相为主的哮鸣音。

（3）上述症状和体征可经治疗缓解或自行缓解。

（4）除外其他疾病所引起的喘息、气急、胸闷和咳嗽。

（5）临床表现不典型者（如无明显喘息或体征），可根据条件做以下检查，如任一结果阳性，可辅助诊断为支气管哮喘：

①支气管激发试验或运动试验阳性。

②简易峰流速仪测定最大呼气流量（PEF）（日内变异率≥20%）。

③支气管舒张试验阳性[第一秒用力呼气容积（FEV_1）增加≥12%，且FEVi增加绝对值≥200mL]。

符合1～4条或4、5条者，可以诊断为支气管哮喘。

（二）分期

1.急性发作期

是指喘息、气促、咳嗽、胸闷等症状突然发生，或原有症状急剧加重，常有呼吸困难，以呼气流量降低为其特征，常因接触变应原、刺激物或呼吸道感染诱发。

2.慢性持续期

是指患者每周均不同频度和（或）不同程度地出现症状（喘息、气急、胸闷、咳嗽等）。

3.临床缓解期

指经过治疗或未经治疗，症状、体征消失，肺功能恢复到急性发作前水平，并维持3个月以上。

（三）分级

1.控制水平的分级

见表4-1。

2.哮喘急性发作病情严重程度的分级

哮喘急性发作时其程度轻重不一，病情加重可在数小时或数天内逐渐出现，偶尔也可在数分钟内即危及生命，故应对病情做出正确的评估，以便给予及时有效的紧急治疗。见表4-2。

表4-1　控制水平分级

	完全控制（满足以下所有条件）	部分控制（在任何1周内出现以下1~2项特征）	未控制（在任何1周内出现以下3项或以上特征）
日间症状	无（或≤2次/周）	>2次/周	>2次/周
活动受限	无	有	有
夜间症状/憋醒	无	有	有
需要使用缓解药的次数	无（或≤2次/周）	>2次/周	>2次/周
肺功能（PEF或FEV$_1$）	正常或≥正常预计值/本人最佳值的80%	<正常预计值（或本人最佳值）的80%	<正常预计值（或本人最佳值）的80%
急性发作	无	≥每年1次	在任何1周内出现1次

表4-2　哮喘急性发作时病情严重程度的分级

临床特点	轻　度	中　度	重　度	危　重
气短	步行、上楼时	稍事活动	休息时	—
体位	可平卧	喜坐位	端坐呼吸	—
讲话方式	连续成句	单词	单字	不能讲话
精神状态	可有焦虑、尚安静	时有焦虑或烦躁	常有焦虑、烦躁	嗜睡或意识模糊
出汗	无	有	大汗淋漓	—
呼吸频率	轻度增加	增加	常每分钟>30次	—
辅助呼吸肌活动及三凹征	常无	可有	常有	胸腹矛盾运动
哮鸣音	散在，呼吸末期	响亮、弥漫	响亮、弥漫	减弱乃至无

注：只要符合某一严重程度的某些指标即可，而不需要满足全部指标。

五、治疗方法

（一）辨证要点

1.辨虚实

本病属邪实正虚，发作时以邪实为主，未时以正虚为主，但久病正虚者，发时每多虚实错杂，故当按病程新久及全身症状以辨明虚实主次。虚证当进一步明确虚之阴阳属性和虚之脏腑所在。

2.分寒热

实证需分清痰之寒热以及是否兼有表证的不同。

（二）治疗原则

《丹溪治法心要·喘》："未发以扶正气为要，已发以攻邪为主。"故发作时治标，平时治本是本病的治疗原则。发作时痰阻气道为主，故治以祛邪治标，豁痰利气，但应分清痰之寒热，寒痰则温化宣肺，热痰则清化肃肺，表证明显者兼以解表。未发时正虚为主故治以扶正固本，但应分清脏腑阴阳，阳气虚者予以温补，阴虚者予以滋养，肺虚者补肺，脾虚者健脾，肾虚者益肾，以冀减轻、减少或控制其发作。至于病深日久，发时虚实兼见者，不可拘泥于祛邪治标，当标本兼顾，攻补兼施；寒热错杂者，当温清并用。《景岳全书·喘促》说："扶正气者，须辨阴阳，阴虚者补其阴，阳虚者补其阳。攻邪气者，须分微甚，或散其风，或温其寒，或清其火。然发久者，气无不虚……若攻之太过，未有不致日甚而危者。"堪为哮病辨治的要领、临证应用的准则。

（三）分证论治

1.发作期

（1）寒哮

症状：呼吸急促，喉中哮鸣有声，胸膈满闷如窒，咳不甚，痰少咳吐不爽，白色黏痰，口不渴，或渴喜热饮，天冷或遇寒而发，形寒怕冷，或有恶寒，喷嚏，流涕等表寒证，舌苔白滑，脉弦紧或浮紧。

治法：温肺散寒，化痰平喘。

方药：射干麻黄汤。

本方用射干、麻黄降肺平喘，豁痰利咽；细辛、半夏、生姜温肺蠲饮降逆；紫菀、款冬花、甘草化痰止咳；五味子收敛肺气；大枣和中。痰涌喘逆不能平卧者，加葶苈子、紫苏子、杏仁泻肺降逆平喘。若表寒里饮，寒象较甚者，可用小青龙汤解表化痰，温肺平喘。若痰稠胶固难出，哮喘持续难平者，加猪牙皂、白芥子豁痰利窍以平喘。

若哮喘甚剧，恶寒背冷，痰白呈小泡沫，舌苔白而水滑，脉弦紧有力，体无虚象，属典型寒实证者，可服紫金丹。本方由主药砒石配豆豉而成，有劫痰定喘之功，对部分患者奏效较快，每服5～10粒（＜150mg，每粒约米粒大小），临睡前冷茶送下，连服5～7日；有效需续服者，停药数日后再服。由于砒石大热大毒，热哮、有肝肾疾病、出血、孕妇忌用；服药期间忌酒，并须严密观察毒性反应，如见呕吐、腹泻、眩晕等症立即停药；再者本药不可久用，且以寒冬季节使用为宜。

病久阳虚，发作频繁，发时喉中痰鸣如鼾，声低，气短不足以息，略痰清稀，面色苍白，汗出肢冷，舌淡苔白，脉沉细者，当标本同治，温阳补虚，降气化痰，用苏子降气汤，酌配黄芪、山萸肉、紫石英、沉香、诃子之类；阳虚者，伍以附子、补骨脂、钟乳石等温补肾阳。

（2）热哮

症状：气粗息涌，喉中痰鸣如吼，胸高胁胀，张口抬肩，咳呛阵作，略痰色黄或白，黏浊稠厚，排吐不利，烦闷不安，汗出，面赤，口苦，口渴喜饮，舌质红，苔黄腻，脉弦数或滑数。

治法：清热宣肺，化痰定喘。

方药：定喘汤。

方用麻黄、杏仁宣降肺气以平喘；黄茶、桑白皮清肺热而止咳平喘；半夏、款冬花、紫苏子化痰止咳，降逆平喘；白果敛肺气以定喘，且可防麻黄过于耗散之弊；甘草和中，调和诸药。全方合用，宣、清、降兼顾，共奏清热化痰、宣降肺气、平喘定哮之功。若痰稠胶黏，酌加知母、浙贝母、海蛤粉、瓜蒌、胆南星之类以清化热痰。气息喘促者，加葶苈子、地龙泻肺清热平喘。内热壅盛者，加石膏、金银花、鱼腥草以清热。大便秘结者，加大黄、芒硝通腑利肺。表寒里热者，加桂枝、生姜兼治表寒。

若病久热盛伤阴，痰热不净，虚实夹杂，气急难续，咳呛痰少质黏，口燥咽干，烦热颧红，舌红少苔，脉细数者，又当养阴清热，敛肺化痰，可用麦门冬汤。偏于肺阴不足者，酌加沙参、冬虫夏草、五味子、川贝母；肾虚气逆者，酌配地黄、山萸肉、胡桃肉、紫石英、诃子等补肾纳气定喘。

若哮病发作时寒与热俱不显著，但哮鸣喘咳甚剧，胸高气满，但坐不得卧，痰涎壅盛，略痰黏腻难出，舌苔厚浊，脉滑实者，此为痰阻气壅，痰气壅盛之实证，当涤痰除壅，降气利窍以平喘逆，用三子养亲汤加葶苈子、厚朴、杏仁，另吞皂荚丸以利气涤痰，必要时可加大黄、芒硝以通腑泻实。

若久病正虚，发作时邪少虚多，肺肾两亏，痰浊壅盛，甚至出现张口抬肩、鼻煽气促、面青、汗出、肢冷、脉浮大无根等喘脱危候者，当参照喘病之喘脱救治。

2.缓解期

（1）肺虚

症状：气短声低，动则尤甚，或喉中有轻度哮鸣声，咳痰清稀色白，面色淡白，常自汗畏风，易感冒，每因劳倦、气候变化等诱发哮病，舌淡苔白，脉细弱或虚大。

治法：补肺固卫。

方药：玉屏风散。

方中黄芪益气固表；白术健脾补肺；防风亦名"屏风"，《本草纲目·防风》说："防者，御也，……屏风者，防风隐语也。"可见，防风有屏蔽御邪之功效。李东垣说："防风能制黄芪，黄芪得防风其功愈大，乃相畏而相使者也。"若怕冷畏风明显，加桂枝、白芍、干姜、大枣调和营卫。阳虚甚者，加附子助黄芪温阳益气。若气阴两虚、咳呛、痰少质黏、口咽干、舌质红者，可用生脉散加北沙参、玉竹、黄芪等益气养阴。

（2）脾虚

症状：平素痰多气短，倦怠无力，面色萎黄，食少便溏，或食油腻易于腹泻，每因饮食不当则易诱发哮病，舌质淡，苔薄腻或白滑，脉细弱。

治法：健脾化痰。

方药：六君子汤。

方中党参、茯苓、白术、甘草补气健脾；陈皮、半夏理气化痰。若形寒肢冷便溏者，可加干姜、桂枝以温脾化饮，甚者加附子以振奋脾阳。脾肺两虚者，可与玉屏风散配合应用。

（3）肾虚

症状：平素短气息促，动则尤甚，吸气不利，或喉中有轻度哮鸣，腰膝酸软，脑转耳鸣，劳累后易诱发哮病。或畏寒肢冷，面色苍白，舌淡苔白，质胖嫩，脉象沉细。或颧红，烦热，汗出黏手，舌红苔少，脉细数。

治法：补肾摄纳。

方药：金匮肾气丸或七味都气丸。

前方偏于温肾助阳，后方偏于益肾纳气。阳虚明显者，肾气丸加补骨脂、仙灵脾、鹿角片；阴虚明显者，七味都气丸加麦冬、当归、龟胶。肾虚不能纳气者，胡桃肉、冬虫夏草、紫石英等补肾纳气之品随证加入，喘甚时给予人参蛤蚧散。有痰者，酌加苏子、半夏、橘红、贝母等以化痰止咳。

若平时无明显症状，可用平补肺肾之剂，如党参、黄芪、五味子、胡桃肉、冬虫夏草、紫河车之类，并可酌配化痰之品。

另外，白芥子敷贴法对减少和控制哮病的发作也有一定疗效。其方法是将白芥子、延胡索各20g，甘遂、细辛各10g，共为末，加麝香0.6g，和匀，在夏季三伏中，分3次用姜汁调敷肺俞、膏肓、百劳等穴，1～2小时去之，每10日敷1次。

第三节　支气管扩张

支气管扩张症大多继发于急、慢性呼吸道感染和支气管阻塞后，反复发生支气管炎症，致使支气管壁结构破坏，引起支气管异常和持久性扩张。临床表现主要为慢性咳嗽、咳大量浓痰或反复咳血。起病多在儿童或青年，过去发病率较高，近年来随着急、慢性呼吸道感染的恰当治疗，其发病率有减少趋势。

一、病因病机

根据中医学文献，支气管扩张症的病机可概括为：肺阴虚为本，痰、热、瘀为标，标本结合，虚实夹杂，病位在肺，与肝、脾、肾有关。肺阴素虚，易受风热之邪，邪热壅肺，耗伤阴津，阴津亏耗，脉络失濡，久致血瘀；肝气郁结，气滞血瘀；肝郁化火，木火刑金，络伤血溢，败血聚积，可致肺络瘀阻，而致咳嗽、咯血。

二、病理

支气管扩张形状可分为囊状、柱状及不规则状；先天性多为囊状，继发性多为柱状。

（一）柱状扩张

支气管呈均一管型扩张，突然在一处变细，远处的小气道往往被分泌物阻塞。

（二）囊状扩张

扩张的支气管腔呈囊状改变，支气管末端的盲端也呈无法辨认的囊状结构。

（三）不规则扩张

病变支气管腔呈不规则改变或呈串珠样改变。

典型的病理改变为支气管壁上皮呈急性及慢性的炎症与溃疡，柱状上皮常被鳞状上皮所替代，支气管周围亦呈现炎症变化，纤维化或机化及肺气肿。肺血管与支气管血管相互吻合增多。显微镜下可见支气管炎症及纤维化、支气管壁溃疡、鳞状上皮化生和黏液腺增生。病变支气管相邻的肺实质也可存在纤维化、肺气肿、支气管肺炎和肺萎陷。炎症可致支气管壁血管增多，并伴有相应支气管动脉扩张及支气管动脉和肺动脉吻合。

三、中医证候分型

（一）急性期的分型

1.外寒内饮型

恶寒发热，周身酸痛，口干不欲饮，咳嗽，咯白色稀痰，舌体胖大，苔白滑，脉浮滑。

2.痰热壅肺型

咳嗽，气息粗促，咳吐大量黄稠痰或带有脓血，甚则喘逆痰鸣，咳则引痛，面赤烦渴引饮，舌质红，苔薄黄腻，脉滑数。

3.肺胃热盛型

咳黄色黏痰，咯血，或牙宣出血，口干口臭，牙龈肿痛，身热烦渴，小便黄，大便干，舌红苔黄，脉数。

4.肝火犯肺型

咳逆阵作，咳时面赤，胸胁胀痛，咯痰量少色黄，质黏不易咯出，咯血色鲜红，伴有心烦易怒、胸胁胀痛、口苦咽干等症，病情多因情绪波动而增减，舌红或舌边红，苔黄少津，脉弦数。

（二）缓解期分型

1.肺阴亏虚型

干咳少痰或痰中带血丝，或咳声嘶哑，口干咽燥，面色少华，畏风寒，颧红，潮热、盗汗，形瘦，舌质红少苔，脉细数。

2.痰湿阻肺型

咳嗽反复发作，咳声重浊，痰多，痰色白质黏，以晨起或进食后为重，痰出嗽平，身体沉重纳呆，脘腹胀满，呕恶食少，便溏，舌体胖大，苔白腻，脉濡滑。

3.肺肾气虚型

咳嗽，咳痰无力，痰白清稀如沫，伴有气短，倚息不能平卧，张口抬肩，面色晦暗，形寒肢冷，时有肢体及面目浮肿，甚者一身悉肿，小便清长或少尿，舌淡，苔白润，脉沉细无力，

四、临床表现

（一）症状

1.慢性咳嗽、大量浓痰

与体位改变有关，这是由于支气管扩张部位分泌物积聚，改变体位时分泌物刺激支气管黏膜引起咳嗽和排痰。病情因反复感染而逐渐加重，咳脓样痰日益增多，有时可达100~400mL，其严重度可用痰量估计：轻度，<10mL/d；中度，（10~150）mL/d；重度，>150mL/d。典型的痰液为24小时痰液放置数小时后出现分层：上层为泡沫，下悬脓性成分，中层为混浊痰液，下层为坏死组织沉淀物。如有厌氧菌感染，痰与呼吸有臭味。常见的病原体为铜绿假单胞菌、金黄色葡萄球菌、流感嗜血杆菌、肺炎链球菌和卡他莫拉

2.反复咯血

50%～70%的患者有程度不等的咯血，从痰中带血至大量咯血，咯血量与病情严重程度、病变范围有时不一致。部分患者以反复咯血为唯一的症状，平时无咳嗽、咳浓痰等呼吸道症状，临床上称为"干性支气管扩张"常见于结核性支气管扩张，其病变多在上叶支气管。反复肺部感染，可出现慢性感染中毒症状，如间歇性发热、乏力、食欲减退、消瘦、贫血等，儿童可影响发育。

3.反复肺部感染

其特点是同一肺段反复发生肺炎并迁延不愈。这是由于扩张的支气管清除分泌物的功能丧失，引流差，易于反复发生感染。

（二）体征

早期与轻度支气管扩张可无异常肺部体征，病变反复感染后胸廓扩张度减少，叩诊呈浊音，可闻及下胸部、背部固定而持久的局限性粗糙啰音，病变严重广泛时可闻及哮鸣音，部分慢性患者伴有杵状指（趾）。出现肺气肿、肺源性心脏病等并发症时有相应体征。

五、实验室检查及其他

（一）胸部X线平片

支气管扩张由于支气管壁慢性炎症引起管壁增厚及周围结缔组织增生所致，表现为病变区纹理增多、增粗、排列紊乱，由于受累肺实质通气不足、萎陷，扩张的气道往往聚拢，纵切面可显示为"双轨征"，横切面显示"环形阴影"。这是由于扩张的气道内充满了分泌物，管腔显像较透亮区致密，产生不透明的管道或分支的管状结构。囊状支气管扩张的气道表现为显著的囊腔，腔内可存在气液平面，在胸部X线片上显示大小和分布不等的蜂窝状，圆形和卵圆形透明区。病变轻时影像学检查可正常，必要时需要做支气管造影。

（二）支气管造影

是经导管或支气管镜在气道表面滴注不透光的碘脂质造影剂，直接显像扩张的支气管。可明确支气管扩张的存在、病变的类型和分布范围。为了使造影满意及防止并发症，造影必须在肺部急性炎症控制之后。

（三）胸部CT

由于其无创、易重复、易被患者接受，现已成为支气管扩张的主要诊断方法。随着高分辨CT（HRCT）的出现，进一步提高了CT诊断支气管扩张的敏感性。如柱状扩张管壁增厚，并延伸至肺的周围；囊状扩张成串或成簇囊状，囊腔内可有液体。

（四）其他检查

有助于支气管扩张的直观或病因诊断。当支气管扩张呈局灶性且位于段支气管以上时，纤维支气管镜检查可发现弹坑样改变。痰涂片染色及痰细菌培养结果可指导抗生素治疗。肺功能测定可以证实由弥漫性支气管扩张或相关的阻塞性肺病导致的气流受限。

六、诊断和鉴别诊断

（一）诊断

对持久性反复咳嗽、咳脓痰、咳血，肺部有固定性持续不变的湿啰音、杵状指（趾），胸部平片有肺纹理粗乱、蜂窝状改变，胸部CT有支气管扩张的异常影像学改变，临床上可明确诊断为支气管扩张。纤支镜检查或局部支气管造影，可明确出血、扩张或阻塞的部位。还可经纤支镜进行局部灌洗，采取灌洗液标本进行涂片、细菌学和细胞学检查，进一步协助诊断和指导治疗。

（二）鉴别诊断

需与支气管扩张鉴别的疾病主要为慢性支气管炎、肺脓肿、肺结核、先天性肺囊肿、支气管肺癌和弥漫性泛细支气管炎等，仔细研究病史和临床表现，以及参考胸片、HRCT、纤维支气管镜和支气管造影的特征常可做出明确的鉴别诊断。下述要点对鉴别性诊断有一定参考意义：

1.慢性支气管炎

多发生在中年以上的患者，在气候多变的冬、春季节咳嗽、咳痰明显，多为白色黏液痰，感染急性发作时可出现脓性痰，但无反复咯血史。听诊双肺可闻及散在干、湿啰音。

2.肺脓肿

起病急，有高热、咳嗽、大量脓臭痰；X线检查可见局部浓密炎症阴影，内有空腔液平。急性肺脓肿经有效抗生素治疗后，炎症可完全吸收消退。若为慢性肺脓肿则以往多有急性肺脓肿的病史。

3.肺结核

常有低热、盗汗、乏力、消瘦等结核毒性症状，干、湿啰音多位于上肺局部，胸部X线片和痰结核菌检查可做出诊断。

4.先天性肺囊肿

X线检查可见多个边界纤细的圆形或椭圆形阴影，壁较薄，周围组织无炎症浸润。胸部CT检查和支气管造影可助诊断。

5.弥漫性泛细支气管炎

有慢性咳嗽、咳痰、活动时呼吸困难，常伴有慢性鼻窦炎，胸部X线片和胸部CT显示弥漫分布的小结节影，大环内酯类抗生素治疗有效。

七、治疗

（一）急性期的治疗

1.外寒内饮型

治则：宣肺散寒，化痰止咳。

方药：小青龙汤加减。

方药组成：麻黄、桂枝、干姜、细辛、半夏、五味子、白芍、甘草等。

2.痰热壅肺型

治则：清热宣肺，化痰止咳。

方药：清金化痰汤加减。

方药组成：黄芩、山栀、知母、桑白皮、瓜蒌、桔梗、杏仁、半夏、射干等。

3.肺胃热盛型

治则：清泻肺胃。

方药：清胃散加减。

方药组成：生地黄、当归、桑白皮、牡丹皮、黄连、黄芩、石膏等。

4.肝火犯肺型

治则：清肝泻肺，化痰止咳。

方药：黛蛤散或加减泻白散加减。

方药组成：桑白皮、地骨皮、黄芩、旋覆花、牡丹皮、青黛、海蛤壳、半夏、紫苏子、竹茹、枇杷叶等。

（二）缓解期治疗

1.肺阴亏虚型

治则：益气滋阴。

方药：百合固金汤加减。

方药组成：百合、麦冬、生地黄、熟地黄、贝母、百部、白芍等。

2.痰湿阻肺型

治则：燥湿化痰，理气止咳。

方药：二陈平胃散合三子养亲汤加减。

方药组成：陈皮、法半夏、茯苓、苍术、白芥子、莱菔子、紫苏子、党参、白术、茯苓、干姜、细辛、甘草等。

3.肺肾气虚型

治则：补肾纳气，降气平喘。

方药：金匮肾气丸合参蛤散加减。

方药组成：桂枝、附子、山药、蛤蚧、人参、山茱萸、泽泻、茯苓等。

第四节　肺脓肿

　　肺脓肿是由多种病因所引起的肺组织化脓性病变。早期为化脓性炎症，继而坏死形成脓肿。肺脓肿的感染细菌为一般上呼吸道、口腔的常存菌。常为混合感染，包括有氧和厌氧的革兰阳性与阴性球菌和杆菌。

一、病因

（一）吸入性肺脓肿

　　病原体经口、鼻、咽腔吸入致病。正常情况下，吸入物经气道黏液–纤毛运载系统、咳嗽反射和肺巨噬细胞可迅速清除。但当有意识障碍（如在麻醉、醉酒、药物过量、癫痫、脑血管意外）时，或由于受寒、极度疲劳等诱因，全身免疫力与气道防御清除功能降低，吸入的病原菌毒力较强而致病。此外，还可由于鼻窦炎、牙槽脓肿等脓性分泌物被吸入致病。脓肿常为单发，其部位与支气管解剖和体位有关。

　　由于右主支气管较陡直，且管径较粗大，吸入物易进入右肺。仰卧位时，好发于上叶后段或下叶背段；坐位时好发于下叶后基底段；右侧卧位时，则好发于右上叶前段或后段。病原体多为厌氧菌。

（二）继发性肺脓肿

　　某些细菌性肺炎、支气管扩张、支气管囊肿、支气管肺癌、肺结核空洞等继发感染可导致继发性肺脓肿。支气管异物阻塞，也是导致肺脓肿，特别是小儿肺脓肿的重要因素。肺部邻近器官化脓性病变，如膈下脓肿、肾周围脓肿、脊柱脓肿或食管穿孔等波及肺也可引起肺脓肿。阿米巴肝脓肿好发于右肝顶部，易穿破膈肌至右肺下叶，形成阿米巴肺脓肿。

（三）血源性肺脓肿

肺外部位感染病灶的细菌或脓毒性栓子经血行途径播散至肺部，导致小血管栓塞，肺组织化脓性炎症坏死而形成肺脓肿。病原菌以金黄色葡萄球菌多见，其肺外病灶多为皮肤创伤感染、疖肿、化脓性骨髓炎等。泌尿道、腹腔或盆腔感染产生败血症所致肺脓肿的病原菌为革兰阴性菌或少数厌氧菌。病变常为多发性，常发生于两肺的外周边缘部。

二、诊断要点

（一）临床表现

1.急性吸入性肺脓肿

早期临床表现为畏寒、高热，咳嗽，咳黏液脓痰，炎症波及胸膜可有胸痛，全身中毒性症状（如精神萎靡、乏力、食欲缺乏）；发病7~10日脓肿形成，临床表现为咳嗽加剧，咳出大量脓臭痰，每日可达300~500mL，痰静置后分层，有时痰中带血。

2.慢性肺脓肿

临床表现为慢性咳嗽，咳脓痰，反复咯血，继发感染和不规则发热，常呈贫血、消瘦慢性病态。血源性肺脓肿先有原发病灶引起的畏寒、高热等全身脓毒血症的表现，经数日至2周才出现肺部症状，如咳嗽、咳痰，痰量不多，极少咯血。体征与肺脓肿的大小和部位有关，病变较小或位于肺的深部，可无异常体征。病变较大，脓肿周围有大量炎症，叩诊呈浊或实音，听诊呼吸音减低，有时可闻及湿啰音。有大脓腔者可闻及空瓮音。血源性肺脓肿体征大多阴性。慢性肺脓肿患者胸廓略塌陷叩浊音，呼吸音减低，可有杵状指（趾）。

（二）辅助检查

1.血常规

急性肺脓肿白细胞计数可高达（20~40）×10^9/L，中性粒细胞在0.80~0.90，明显核左移，常有中毒颗粒；慢性肺脓肿白细胞可无明显改变，但可有轻度贫血。

2.痰检查

痰液特点为脓性，黄绿色，可带血，留置后分层：上层为泡沫样痰，中层为黏液样成分，下层为坏死组织。

3.痰和血的病原体检查

痰涂片染色、痰液细菌培养＋药物敏感试验，有助于确定病原体和选择有效的抗生素。血源性肺脓肿患者血培养可发现致病菌。

4.X线检查

肺脓肿的X线表现根据类型、病期、支气管引流是否通畅及有无胸膜并发症而不同。

（1）吸入性肺脓肿：在早期化脓性炎症阶段，典型的X线征象为大片浓密度模糊炎性浸润阴影，边缘不清，分布在1个或数个肺段。肺脓肿形成后，大片浓密炎性阴影中出现圆形透亮区及液平面。在消散期，脓肿周围炎症逐渐吸收，脓腔缩小而消失，最后残留少许纤维条索阴影。

（2）慢性肺脓肿：腔壁增厚，内壁不规则，周围炎症略消散，伴纤维组织显著增生，并有不同程度的肺叶收缩，胸膜增厚，健肺代偿性肺气肿。

（3）血源性肺脓肿：在一侧肺或两肺边缘有多发的散在小片状炎症阴影，其中可见脓腔及液平面。炎症吸收后可呈局灶性纤维化。

5.纤维支气管镜检查

有助于发现病因，如见到异物可摘出，使引流恢复通畅；借助纤维支气管镜双套防污染毛刷采样细菌培养做病原诊断；纤维支气管镜吸引脓液和病变部位注入抗生素，促进支气管引流和脓腔愈合。

三、中医治疗

（一）辨证施治

本病多由风热犯肺，或痰热素盛，以致热伤肺阴，蒸液成痰，热壅血瘀，肉腐脓，成痈化脓而成。外感风热之邪侵袭肺卫，或感受风寒之邪，日久不愈，郁而化热，邪热壅遏于肺肺络瘀滞，热瘀互结而成肺痈。或者由于饮食不节，嗜食肥甘辛辣之品，或嗜酒成癖，滋生湿热成痰；或肺有痰热蕴结，加之外邪侵袭，内外合邪，引发为肺痈。本病初期病在肺卫，风热袭肺，或风寒外袭，日久化热，出现咳嗽，痰白而黏等症状；成痈期邪热壅肺，瘀热内结而成痈，而见咳嗽，咳吐脓痰；溃疡期，肺热炽盛，血败肉腐咳嗽，咳吐大量腥臭脓痰；恢复期肺气阴两伤，咳嗽，痰量减少。

1.风热犯肺（初期）

主症：起病急，恶寒，发热，咳嗽，胸痛，咳重则胸痛甚，痰白而黏，由少渐多，呼吸不利，口鼻咽干，舌苔薄白而干或为薄黄，舌质淡红，脉浮数而滑。

治法：疏风宣肺，清热解毒。

方药：银翘散加减。金银花、连翘各15～30g，薄荷（后下），荆芥、桔梗、杏仁、牛蒡子、竹叶各10g，芦根30g，甘草5g。方中金银花、连翘，清热解毒，辛凉透表，为主药，用量宜大；薄荷（后下）、荆芥，辛凉解表；桔梗、杏仁、甘草、牛蒡子，宣肺利咽，化痰止咳；竹叶、芦根，清热除烦，润肺生津。

加减：若热势较重者，加黄芩、鱼腥草，加强清热解毒的作用伴头痛者，加菊花、白芷，清利头目；咳痰量多者，加瓜蒌、川贝母，化痰止咳；胸痛甚者，加郁金、桃仁，化瘀通络止痛。

用法：每日1剂，水煎分2次温服，连用20～30日。

2.热壅血瘀（成痈期）

主症：身热较甚，壮热不退，时有寒战，咳嗽气急，咳吐黄稠脓痰，喉间带有腥味，胸胁疼痛，转侧不利，口燥咽干，烦躁汗出，舌质红，舌苔黄腻，脉滑数或洪数。

治法：化瘀消痈，清热解毒。

方药：千金苇茎汤加味。芦根、薏苡仁各30g，冬瓜子、金银花、连翘各15～30g，桃仁、杏仁、桔梗、黄芩、黄连各10g。

方解：方中芦根、薏苡仁、冬瓜子清热利湿，化痰排脓；桔梗杏仁宣肺止咳化痰；金银花、连翘、茅根、黄芩、黄连，清热解毒凉血；桃仁，化瘀散结消痈。

加减：若热毒内盛、高热不退者，加鱼腥草、蒲公英、败酱草、栀子，清热凉血解毒；热毒瘀结、痰味腥臭者，加犀黄丸，清热化痰，凉血消瘀；胸闷喘满、咳痰量多者，加瓜蒌、桑白皮、葶苈子，泻肺化痰；便秘者，加大黄、枳实，清热通腑；胸痛甚者，加枳壳、郁金、延胡索、丹参，化瘀止痛；伴咯血者，去桃仁，加牡丹皮、三七粉，凉血止血。

用法：每日1剂，水煎分2次温服，连用20～30日。

3.瘀毒成脓（溃脓期）

主症：咳吐大量脓臭痰，状如米粥，或痰血相兼，异常腥臭，胸中烦满而痛，甚则气喘不能平卧，身热面赤，烦渴喜饮，舌质红或绛，舌苔黄腻，脉滑数或数。

治法：清热解毒，化痰排脓。

方药：桔梗汤合千金苇茎汤加减。桔梗、葶苈子各15g，川贝母、陈皮、白及、桃仁各10g，芦根、薏苡仁、冬瓜子仁、金银花各20～30g，甘草5g。

方解：方中桔梗、芦根，消痈排脓，清热宣肺；川贝母、陈皮、薏苡仁、冬瓜子仁、甘草，清肺化痰止咳；金银花，清热解毒；白及，止血消肿；桃仁，化瘀止咳。

加减：若咳痰脓出不畅者，加皂角刺、竹沥水，化痰排脓；胸闷气短、无力咳痰者，加生黄芪，益气扶正，托脓排出；咯血量多者加藕节、牡丹皮、生地黄、侧柏叶，凉血止血；便秘者，加生大黄，泄热通腑。

用法：每日1剂，水煎分2次温服，连用20～30日。

4.气阴两虚（恢复期）

主症：发热渐退，咳嗽减轻，咳吐脓痰减少，但气短息微，面色无华加重，常伴自汗盗汗，口燥咽干，形体消瘦，心烦，舌质红，舌苔少或见舌苔花剥，脉细数无力。

治法：清热养阴，益气补肺。

方药：沙参清肺汤加减。沙参、麦冬各10～15g，生黄芪、薏苡仁、冬瓜子仁各20～30g，白及、桔梗各10g，甘草5g。

方解：方中黄芪、沙参、麦冬、白及，益气养阴，补虚生肌；薏苡仁、冬瓜子仁、桔梗、甘草，清热宣肺，利湿化痰。

加减：若气虚明显者，加太子参，重用黄芪，以补气生肌；血虚者，加当归，以养血和络；阴虚重者，加玉竹，以养阴润肺；食少、便溏者，加白术、山药、茯苓，以健脾燥湿；脓毒不尽、咳吐脓血不愈者，加鱼腥草、败酱草、金银花、连翘，以解毒排脓，扶正祛邪。

用法：每日1剂，水煎分2次温服，连用20～30日。

（二）验方

（1）桔梗15g，生甘草4.5g，鱼腥草30g，鸭跖草30g，半枝莲30g，野荞麦根30g，虎杖根15g。每日1剂，水煎服，1个月为1个疗程。清热解毒，消除炎症，化痰散结。主治肺脓肿。

（2）生黄芪15g，鱼腥草10g，赤芍9g，牡丹皮6g，桔梗6g，瓜蒌9g，生大黄（后下）9g。每日1剂，水煎服，14日为1个疗程。益气托脓，泻火解毒。主治肺脓肿。

（3）金银花、蒲公英、芦根、败酱草、紫花地丁、薏苡仁、鱼腥草各30g，桔梗20g，知母15g，连翘15g，桃仁10g，甘草6g。每日1剂，水煎服，依病情轻重分次服。清热解毒，止咳祛痰。主治急性肺脓肿。

（4）冬瓜子、金银花、蒲公英、生薏苡仁各30g，鲜芦根60g，黄芩15g，桔梗10g，牡丹皮10g，枳实10g，葶苈子10g，川贝母10g，桃仁10g，紫苏子（包煎）10g。每日1剂，水煎分2次服。清热解毒，祛痰排脓，活血化瘀。

第五节　常见肺部疾病的护理

一、慢性阻塞性肺疾病的护理

（一）护理诊断

1.气体交换受损

与呼吸道阻塞、肺组织弹性减弱、残气量增加引起肺通气与换气功能障碍有关。

2.清理呼吸道无效

与呼吸道分泌物增多且黏稠、无效咳嗽及支气管痉挛有关。

3.低效性呼吸形态

与气道阻塞、膈肌变平及个体能量不足有关。

4.营养失调

低于机体需要量与晚期患者反复呼吸道感染引起机体消耗增加，低氧血症引起食欲下降、进食减少有关。

5.焦虑

与呼吸困难、病情加重有关。

6.潜在并发症

慢性呼吸衰竭、右侧心力衰竭、自发性气胸、肺部急性感染。

（二）护理实施

1.一般护理

（1）休息与体位：①提供整洁、舒适、安静的休息环境，减少不良刺激；经常开窗通风，保持病房空气新鲜流通；控制室温在18～22℃、湿度在50%～60%，以充分发挥呼吸道的自然防御功能。②患者取舒适卧位休息，根据呼吸困难程度安置患者取半卧位、端坐位或身体前倾坐位等，必要时伏案，以改善呼吸。③根据病情安排活动，活动尽量适中。④注意保暖，防止受凉。

（2）饮食护理：①根据患者的饮食习惯和喜好进行配餐，给予高热量、高蛋白、高维生素、易消化、少刺激饮食，腹胀者给少产气饮食，二氧化碳潴留者给低糖饮食，便秘者不食干、坚果及油煎食物。②为保存能量，进餐前至少安排患者休息30分钟。进餐安排在患者最饥饿、休息最好的时间。③进食时让患者取半卧位或坐位以利吞咽，餐后避免平卧有利消化，嘱患者少量多餐，防止过饱影响呼吸。④鼓励患者多饮水，每日饮水量保持在1500mL以上，以利于痰液稀释和排出，同时湿润呼吸道黏膜以利于病变黏膜修复。

2.病情观察

观察患者咳嗽、咳痰、喘息症状，神志、表情、生命征及全身表现，监测血气分析、血清电解质及酸碱平衡状况，及时发现并发症的表现，对痰液黏稠、无力咳出者，尤其要注意窒息先兆表现。

3.对症护理

（1）促进排痰：根据患者情况，正确实施排痰措施，有助于气道远端分泌物的排出，保持呼吸道通畅，减少反复感染的机会。对因疼痛而惧怕咳嗽、咳痰者，给予心理安慰，必要时遵医嘱给予镇痛药物，疼痛缓解后鼓励其咳嗽、咳痰，咳嗽时协助按压胸部以减轻疼痛。

（2）氧疗：遵医嘱采用鼻导管或面罩法吸氧，给予患者持续低浓度低流量氧气吸入，维持PaO_2在60mmHg以上，以改善组织缺氧。用氧过程中应注意观察氧疗效果，加强对用氧情况的评估。另COPD缓解期患者应坚持长期家庭氧疗，可提高生活质量和生存率，对血流动力学、运动能力、肺生理和精神状态均能产生有益的影响。

（3）促进有效呼吸模式：促进有效呼吸模式即呼吸功能锻炼或呼吸生理治疗，目的是将浅而快的呼吸改变为深而慢的呼吸，以加强胸、膈呼吸肌肌力，使呼吸功能得到改善。常用腹式呼吸、缩唇呼吸等呼吸模式锻炼。

腹式呼吸：通过腹式呼吸能够增加膈肌的活动范围，以增加肺的通气量。方法：体位取立位、平卧或半卧，两手分别放于胸前和腹部，以感知胸、腹部的起伏→全身放松，鼻深缓吸，腹尽力凸出，胸部尽可能保持最小的活动度→口缓呼，腹下陷，尽量将气呼出。注意事项：吸、呼比为1∶2或1∶3。呼吸动作尽量慢，腹凸出最好维持3～5秒以上。每次训练10～15分钟，每日2次。腹式呼吸增加能量消耗，应在疾病缓解后进行。

缩唇呼吸：通过缩唇形成微弱的气流阻力，提高支气管内压，以延长呼气时间、延缓小气道塌陷，有利于肺泡内气体的排出。方法：平静呼吸，鼻深吸→口缓呼→收腹。注意事项：①吸、呼比为1∶2或1∶3，呼吸每分钟7～8次。每次锻炼10～15分钟。②缩唇大小以能使距口唇15～20cm、与口唇等高的蜡烛火焰随气流倾倒而不熄灭为宜。

4.用药护理

遵医嘱用药，不能随意乱用镇静、催眠、麻醉、镇咳、镇痛药，以免抑制呼吸、抑制咳嗽反射。用药过程中应注意观察疗效和不良反应：①镇咳药，可待因有麻醉中枢性镇咳作用，适用于干咳者，有恶心、呕吐、便秘等不良反应，可能会成瘾。喷托维林是非麻醉中枢性镇咳药，用于轻咳或少量痰液者，无成瘾性，但有口干、恶心、头痛等不良反应。②祛痰药，溴己新可使痰液变稀，但偶见恶心、转氨酶增高，胃溃疡者慎用。年老体弱或痰液较多者、无力咳痰者以祛痰为主，有利于保持呼吸道通畅。

二、支气管哮喘的护理

（一）护理诊断

1.气体交换受损

与支气管痉挛、气道炎症、气道阻力增加有关。

2.清理呼吸道无效

与支气管黏膜水肿、分泌物增多、痰液黏稠、无效咳嗽有关。

3.知识缺乏

缺乏正确使用定量雾化吸入器用药的相关知识。

4.活动无耐力

与缺氧、呼吸困难有关。

5.焦虑

与哮喘长期存在且反复急性发作有关。

6.潜在并发症

呼吸衰竭、纵隔气肿等。

（二）护理措施

1.气体交换受损

（1）环境与体位：有明确过敏原者应尽快脱离过敏原，提供安静、舒适、温湿度适宜的环境，保持室内清洁、空气流通。根据病情提供舒适体位，如为端坐呼吸者提供床旁桌支撑，以减少体力消耗。病室不宜摆放花草，避免使用地毯、皮毛、羽绒或蚕丝织物等，整理床铺时避免尘埃飞扬。

（2）饮食护理：约20%的成年患者和50%的患儿可因不适当饮食而诱发或加重哮喘，应提供清淡、易消化、足够热量的饮食，避免进食硬、冷、油煎食物；避免进食或饮用刺激性食物或饮料。若能找出与哮喘发作有关的食物，如鱼、虾、蟹、蛋类、牛奶等更应该避免食用。某些食物添加剂如酒石黄和亚硝酸盐可诱发哮喘发作，应当引起注意。有烟酒嗜好者戒烟酒。

（3）口腔与皮肤护理：哮喘发作时，患者常会大量出汗，应每天进行温水擦浴，勤换衣服和床单，保持皮肤的清洁、干燥和舒适。协助并鼓励患者咳嗽后用温水漱口，保持口腔清洁。

（4）心理护理：哮喘急性发作和重症发作的患者，通常会出现紧张、烦躁不安、甚至惊恐等情绪，应多巡视患者，耐心解释病情和治疗措施，给予心理疏导，用语言和非语言沟通安慰患者，消除患者过度紧张的心理，这对减轻哮喘发作的症状和控制病情有重要意义

（5）用药护理：观察药物疗效和不良反应。

糖皮质激素：吸入药物治疗的全身性不良反应少，少数患者可出现声音嘶哑、咽部不适和口腔念珠菌感染，指导患者吸药后及时用清水含漱口咽部，选用干粉吸入剂或加用除雾器可减少上述不良反应。口服用药宜在饭后服用，以减少对胃肠道黏膜的刺激。气雾吸入糖皮质激素可减少其口服量，当用吸入剂替代口服剂时，通常需同时使用2周后再逐步减少口服量，指导患者不得自行减量或停药。

β_2受体激动药：指导患者按医嘱用药，不宜长期、规律、单一、大量使用，因为长期应用可引起β_2受体功能下降和气道反应性增高，出现耐药性。指导患者正确使用雾化器，以保证药物的疗效。静滴沙丁胺醇时应注意控制滴速$2 \sim 4\mu g/min$。用药过程观察有无心悸、骨骼肌震颤、低血钾等不良反应。

茶碱类：静脉注射时浓度不宜过高，速度不宜过快，注射时间宜在10分钟以上，以防中毒症状发生。不良反应有恶心、呕吐、心率失常、血压下降和呼吸中枢兴奋，严重者可致抽搐甚至死亡。用药时监测血药浓度可减少不良反应的发生，其安全浓度为$6 \sim 15\mu g/mL$。发热、妊娠、小儿或老年、有心、肝、肾功能障碍及甲状腺功能亢进者不良反应增加。合用西咪替丁、喹诺酮类、大环内酯类药物可影响茶碱代谢而使其排泄减慢，应加强观察。茶碱缓（控）释片有控释材料，不能嚼服，必须整片吞服。

其他：抗胆碱药吸入后，少数患者可有口苦或口干感。酮替芬有镇静、头晕、口干、嗜睡等不良反应，对高空作业人员、驾驶员、操纵精密仪器者应予以强调。白三烯调节药的主要不良反应是轻微的胃肠道症状，少数有皮疹、血管性水肿、转氨酶升高，停药后可恢复。

（6）氧疗护理：重症哮喘患者常伴有不同程度的低氧血症，应遵医嘱给予鼻导管或面罩吸氧，吸氧流量为$1 \sim 3L/min$，吸入氧浓度一般不超过40%。为避免气道干燥和寒冷气流的刺激而导致气道痉挛，吸入的氧气应尽量温暖湿润。在给氧过程中，监测动脉血气分析。如哮喘严重发作，经一般药物治疗无效，或患

者出现神志改变，$PaO_2<60mmHg$，$PaCO_2>50mmHg$时，应准备进行机械通气

（7）病情观察：观察哮喘发作的前驱症状，如鼻咽痒、喷嚏、流涕、眼痒等黏膜过敏症状。哮喘发作时，动态观察患者意识状态及呼吸频率、节律、深度，是否有辅助呼吸肌参与呼吸运动等，监测呼吸音、哮鸣音变化，监测动脉血气分析和肺功能情况，了解病情和治疗效果，警惕气胸、呼吸衰竭等并发症的发生。哮喘严重发作时，如经治疗病情无缓解，需做好机械通气的准备工作。加强对急性期患者的监护，尤其夜间和凌晨是哮喘易发作的时间，应严密观察有无病情变化。

2.清理呼吸道无效

（1）促进排痰：痰液黏稠者可定时给予蒸汽或氧气雾化吸入。指导患者进行有效咳嗽，协助叩背，以促进痰液排出。无效者可用负压吸引器吸痰。

（2）补充水分：哮喘急性发作时，患者呼吸增快、出汗，常伴脱水、痰液黏稠，形成痰栓阻塞小支气管加重呼吸困难。应鼓励患者每天饮水2500~3000mL，以补充丢失的水分，稀释痰液。重症者应建立静脉通道，遵医嘱及时、充分补液，纠正水、电解质和酸碱平衡紊乱。

（3）病情观察：观察患者咳嗽情况、痰液性状和量。

3.知识缺乏

缺乏正确使用定量雾化吸入器用药的相关知识。

（1）定量雾化吸入器（MDI）：MDI的使用需要患者协调呼吸动作，正确使用是保证吸入治疗成功的关键。①介绍雾化吸入器具：根据患者文化层次、学习能力，提供雾化吸入器的学习资料。②演示MDI的使用方法：打开盖子，摇匀药液，深呼气至不能再呼时张口，将MDI喷嘴至于口中，双唇包住咬口，以慢而深的方式经口吸气，同时以手指按压喷药，至吸气末屏气10秒，使较小的雾粒沉降在气道远端，然后缓慢呼气，休息3分钟后可再重复使用1次。③反复练习使用。医护人员演示后，指导患者反复练习，直至患者完全掌握。④特殊MDI的使用。对不易掌握MDI吸入法的儿童或重症患者，可在MDI上加储药罐（spacer），可以简化操作，增加吸入到下呼吸道和肺部的药物量，减少雾滴在口咽部沉积引起刺激，增加雾化吸入疗效。

（2）干粉吸入器：常用的有都保装置和准纳器。

都保装置：即储存剂量型涡流式干粉吸入器，如普米克都保、奥克斯都

保、信必可都保（布地奈德福莫特罗干粉吸入剂）。指导患者使用都保装置的方法：①旋转并拔出瓶盖，确保红色旋柄在下方。②拿直都保，握住底部红色部分和都保中间部分，向某一方向旋转到底，再向反方向旋转到底，即完成一次装药。在此过程中，可听到一次"咔嗒"声。③先呼气（勿对吸嘴呼气），将吸嘴含于口中，双唇包住吸嘴用力深长地吸气，然后将吸嘴从口部移开，继续屏气5秒后恢复正常呼吸。

准纳器：常用的有沙美特罗替卡松粉吸入剂（舒利迭）等。指导患者准纳器的使用方法，一手握住准纳器外壳，另一手拇指向外推动准纳器的滑动杆直至发出咔哒声，表明准纳器已做好吸药的准备。握住准纳器并使远离嘴，在保证平稳呼吸的前提下，尽量呼气。③将吸嘴放入口中，深深地平稳地吸气，将药物吸入口中，屏气约10秒。拿出准纳器，缓慢恢复呼气，关闭准纳器（听到咔嗒声表示关闭）。

三、支气管扩张的护理

（一）护理诊断及合作性问题

1.清理呼吸道无效

与痰多黏稠、无效咳嗽、咳嗽无力有关。

2.有窒息的危险

与痰多、痰液黏稠、大咯血而不能及时排出有关。

3.营养失调低于机体需要量

与反复感染导致机体消耗增加有关。

（二）护理措施

1.一般护理

（1）休息：急性感染或咯血时，应卧床休息；大咯血时，需绝对卧床，取患侧卧位。室内保持空气流通，温度、湿度适宜。

（2）饮食护理：提供高热量、高蛋白和高维生素饮食，发热患者给予高热量流质或半流质饮食，避免刺激性饮食。鼓励患者多饮水，每天1500mL以上，稀释痰液。保持口腔清洁，咳嗽后及进食前后，用清水或漱口液漱口，以减少感染，并增进食欲。

2.心理护理

护理人员应以亲切的态度，多与患者交谈，介绍支气管扩张反复发作的原因及治疗进展，以帮助患者树立战胜疾病的信心，缓解其焦虑不安的情绪。咯血时，医护人员应陪伴及安慰患者，保持其情绪稳定。

3.病情观察

观察咳嗽、咳痰及痰量、颜色、气味及与体位的关系，记录24小时痰量；定期测量生命体征，记录咯血量。严重者，密切观察有无窒息先兆及窒息的发生，及时报告医师，并配合抢救。

4.对症护理

（1）注意排痰及体位引流：指导患者有效咳嗽及正确排痰的方法，对痰量多或痰液黏稠者，需进行体位引流。

（2）咯血的护理

休息：少量咯血，宜静卧休息；大量咯血，应绝对卧床休息。协助患者取患侧卧位，有利于健侧通气，对肺结核患者而言还可防止病灶向健侧扩散。

饮食护理：大量咯血者暂禁食，小量咯血者给少量温凉流质饮食，避免饮用浓茶、咖啡、酒等刺激性饮料。多饮水，多食富含纤维素的饮食，以保持大便通畅。

当发现患者大咯血时，护士应守护在床旁，使患者有安全感。向患者解释咯血的原因，安慰患者，说明情绪放松有利于止血，屏气非但无助于止血，且会诱发喉头痉挛，使血液引流不畅而发生窒息。密切观察患者咯血的量、次数，监测血压、脉搏、呼吸、心率、神志等变化，一旦发现窒息征兆，立即报告医师，并协助抢救。

遵医嘱使用加压素（别名：垂体后叶激素），宜缓慢静脉推注或静脉滴注。用药过程中和用药后需注意观察患者有无恶心、便意、心悸、腹痛等不良反应。高血压、冠心病、心力衰竭、妊娠者慎用或禁用。对烦躁不安者常应用地西泮5～10mg肌内注射或10%水合氯醛10mL，保留灌肠，但禁用吗啡、哌替啶。大咯血伴剧烈咳嗽时，常用小剂量镇咳药，年老体弱、肺功能不全者慎用。

发现窒息先兆或窒息者，立即置患者于头低足高45°俯卧，脸侧向一边，轻叩背部。用手指缠上纱布将咽喉、鼻腔内血凝块清除。若效果不明显，用鼻导管接吸引器置入气管内抽吸，以清除呼吸道内积血。否则，行气管置管或气管镜直视下吸取血块。气管血块清除后，若患者自主呼吸未恢复，应行人工呼吸，给高流量吸氧，遵医嘱应用呼吸中枢兴奋药，监测血气分析和凝血机制，密切观察病情，警惕窒息的再次发生。

教导患者积极防治原发病，避免精神因素的刺激、发怒、兴奋、恐惧、活动过度和受凉等诱因，保持情绪稳定，配合治疗。给予患者高蛋白、高热量、高维生素和易消化饮食，保持大便通畅。教导患者学会自我监测病情，并定期随访。

5.用药护理

遵医嘱使用抗生素、祛痰药、支气管舒张药和止血药，掌握药物剂量和用法，观察药物疗效及不良反应。

四、肺脓肿的护理

（一）护理诊断

1.体温过高

与肺组织炎症性坏死有关。

2.清理呼吸道无效

与脓痰积聚有关。

3.营养失调，低于机体需要量

与肺部感染导致机体消耗增加有关。

4.气体交换受损

与气道内痰液积聚、肺部感染有关。

（二）护理措施

（1）保持室内空气流通、阳光充足。进食高热量、高蛋白、高维生素等营养丰富的食物。

（2）指导有效咳嗽。肺脓肿的患者咳痰量大，协助患者经常活动和变换体位、以利痰液排出。鼓励患者增加液体摄入量，以促进体内的水化作用，使脓痰稀释而易于咳出。

（3）观察痰液变化：

①准确记录24小时痰液排出量，观察静置后是否分层。

②发现血痰时，应及时报告医师；若痰中血量较多，应严密观察病情变化，防止大咯血或窒息的突然发生，准备好急救用物，嘱患者头偏向一侧，最好取患侧卧位，必要时可行体位引流。

（4）做好口腔护理。肺脓肿患者因高热时间较长、咳大量脓臭痰，利于细菌繁殖；大量抗生素的应用，易诱发真菌感染。因此要在晨起、饭后、体位引流后、临睡前协助患者漱口及刷牙，保持口腔清洁、湿润。

（三）健康教育

（1）指导患者及家属熟悉肺脓肿发生、发展、治疗和有效预防的知识。积极治疗肺炎、肺外化脓性病变，不挤压痈、疖，防止血源性肺脓肿的发生。

（2）教会患者做深呼吸、体位引流、有效的咳嗽，嘱患者多饮水，以稀释痰液，利于痰的排出，保持呼吸道的通畅。

（3）教会患者保持口腔清洁，晨起、饭后、体位引流后、晚睡前要漱口、刷牙，防止污染分泌物误吸入下呼吸道，彻底治疗口腔、上呼吸道慢性感染病灶，如龋齿、化脓性扁桃体炎、鼻窦炎、牙周溢脓等，以防止病灶分泌物吸入肺内，诱发感染。

（4）教会患者保持室内适宜的温度与湿度，注意保暖，避免受凉。养成规律的生活，增加营养物质的摄入，戒烟、酒。

（5）肺脓肿患者的抗生素治疗需时较长，向患者讲解抗生素等药物的用药疗程、方法、不良反应，了解其重要性，遵从治疗计划。发现异常及时就诊。

五、肺结核护理

（一）护理诊断

1.知识缺乏
与缺乏疾病预防及化疗方面的知识。

2.营养失调低于机体需要量
与长期低热消耗增多及摄入不足有关。

4.活动无耐力

与长期低热、咳嗽，体重逐渐下降有关。

5.社交孤立

与呼吸道隔离沟通受限及健康状况改变有关。

（二）护理措施

1.一般护理

肺结核活动期，有咯血、高热等重症者，应卧床休息，症状轻者适当增加户外活动，保证充足的睡眠，做到劳逸结合。室内保持良好的空气流通。盗汗者及时擦汗和更衣，避免受凉，

2.饮食护理

供给高热量、高蛋白、高维生素、富含钙质饮食，促进机体康复。成人每天蛋白质为1.5～2.0g/kg，以优质蛋白为主。适量补充矿物质和水分，如铁、钾、钠和水分。注意饮食调配，患者不需忌口，食物应多样化，荤素搭配，色、香、味俱全，刺激患者食欲。患者在化疗期间尤其注意营养的补充。每周测量体重1次。

3.用药护理

本病疗程长，短期化疗不少于6～10个月。应提供药物治疗知识，强调早期、联合、适量、规律、全程化学治疗的重要性，告知耐药产生与加重经济负担等不合理用药的后果，使患者理解规范治疗的重要意义，提高用药的依从性。督促患者按时按量用药，告知并密切观察药物疗效及药物不良反应，如有胃肠不适、眩晕、耳鸣、巩膜黄染等症状时，应及时与医师沟通，不可擅自停药。

4.咯血的护理

患者大咯血出现窒息征象时，立即协助其取头低足高位，头偏一侧，快速清除气道和口咽部血块，及时解除呼吸道阻塞。必要时气管插管、气管切开或气管镜直视下吸出血凝块。

5.消毒隔离

痰涂片阳性的肺结核患者住院治疗期间须进行呼吸道隔离，要求病室光线充足，通风良好，定时进行空气消毒。患者衣被要经常清洗，被褥、书籍在烈日下暴晒6小时以上。餐具要专用，经煮沸或消毒液浸泡消毒，剩下饭菜应煮沸后

弃掉。注意个人卫生，打喷嚏时应用纸巾遮掩口鼻，纸巾焚烧处理；不要随地吐痰，痰液吐在有盖容器中，患者的排泄物、分泌物应消毒后排放。减少探视，避免患者与健康人频繁接触，探视者应戴口罩。患者外出应戴口罩，口罩要每天煮沸清洗。医护人员与患者接触可戴呼吸面罩，接触患者应穿隔离衣、戴手套。处置前、后应洗手。传染性消失后应及时解除隔离措施。

6.心理护理

结核病是慢性传染病，病程长，恢复慢，在工作、生活等方面对患者乃至整个家庭产生不良影响，患者情绪变化呈多样性，护士及患者家属应主动了解患者的心理状态，应给予良好的心理支持，督促患者按要求用药，告知不规则用药的后果，使患者树立战胜疾病的信心，安心休息，积极配合治疗。一般情况下，痰涂片阴性和经有效抗结核治疗4周以上，无传染性或仅有极低传染性者，鼓励患者回归家庭和社会，以消除隔离感。

第五章　肾内科疾病

第一节　肾病综合征

肾病综合征（Nephrotic Syndrome，NS）是由国外学者Hriction于1932年提出的。用以概括肾小球疾病中的一组证候群，其在儿童肾小球疾病中占70%～90%，在成人中也占20%～30%。凡临床上具有大量蛋白尿（每天＞3.5g）、低蛋白血症（白蛋白＜30g／L）、明显水肿、高脂血症（血清胆固醇＞6.5mmol／L）等特征者，即可诊为肾病综合征。

肾病综合征在临床有原发性和继发性之分。原发性肾病综合征（PNS）指由原发性肾小球病引起者，成人的2/3和儿童大部分的肾病综合征均为原发性，病理变化主要为微小病变型，部分呈膜性、增殖性、膜增殖性及局灶肾硬化等改变。在45岁以上发病发病的患者，须注意除外可能伴有恶性肿瘤，如微小病变型肾病伴有霍奇金病，膜性肾病伴以肺、乳房、胃肠道实体瘤等。继发性肾病综合征是指继发于全身其他疾病或由特定性病因引起者，如药物介导性肾病综合征，由过敏、中毒、免疫反应引起的肾病综合征，由细菌、病毒、寄生虫等感染引起的肾病综合征，肿瘤以及遗传所致的肾病综合征，结缔组织、过敏性紫癜等系统性疾病及糖尿病、淀粉样变等代谢病所引起之肾病综合征等。在成人1/3的和儿童10%的肾病综合征可由上述病因继发。本文主要叙述原发性肾病综合征（PNS）。

肾病综合征归属中医学的"水肿""虚劳"等病证范畴。

一、中医病因病机

（一）病因

肾病综合征的临床表现以水肿为特征，中医认为是因多种因素作用于人体，导致脏腑气血阴阳不足，肺脾肾功能障碍，水液代谢紊乱，水湿泛滥肌肤，流溢四肢所致。日久可致湿热、瘀血兼夹为病。常见病因如下。

1.风邪外袭

风寒或风热之邪外侵肌表，内舍于肺，肺失宣降，不能通调水道，以致风遏水阻，风水相搏，泛溢肌肤而成本病。

2.疮毒内归

肌肤因痈疡疮毒未能清解消透，疮毒从肌肤内归脾肺，脾失运化，肺失宣降，导致水液代谢受阻，溢于肌肤而成本病。

3.水湿浸渍

久居湿地，或冒雨涉水，或汗水渍衣，穿着湿冷，以致水湿之气由表入里，壅塞三焦，脾为湿困，失其健运，水湿不运，泛于肌肤而成本病；或长期居处寒湿，伤及元阳，以致肾失开阖，气化失常，水湿内停，泛溢肌肤而成本病。

4.饮食不节

长期摄食不足，或暴饮暴食，或因嗜食生冷，或因恣食辛辣膏粱厚味而损伤中焦脾胃，使脾失健运，水失运化而内停，溢于肌肤而成本病。

5.劳伤过度

劳倦太过，耗伤脾气，脾失运化，水湿停聚，横溢肌肤，发为本病；或因早婚多育，房劳过度，肾精亏耗，肾气内伐，不能化气行水，遂使膀胱气化失常，开阖不利，水液内停而成本病。

6.瘀血阻滞

外伤受创，经络受损，血液瘀阻，或久病入络，经络不畅，瘀血内阻，损伤三焦水道，水行不畅，壅滞于内而发为本病。

（二）病机

本病的发病机理，以肺脾肾三脏功能失调为中心，以阴阳气血不足，尤其是阳气不足为病变的根本，以水湿、湿热及瘀血等邪实阻滞为病变之标，临床多表现为虚实夹杂之证。本病日久可致正气愈虚而邪实愈盛，若湿浊阻滞严重者，常会导致癃闭、关格等危象。一般来说，病在肺，在标，较浅；病在肾，在本，较重；病在脾，在枢，不可失治。若脾肾虚损日重，损及肝、心、胃、肠、脑等则病情恶化。

二、肾病综合征的临床诊断与鉴别诊断

（一）肾病综合征的临床诊断

1.大量蛋白尿

尿蛋白＞3.5g/d，是肾病综合征最主要的诊断依据。

2.低蛋白血症

血清清蛋白水平在30g/L或以下。

3.水肿

多较明显，严重者可出现胸腔积液、腹水及心包积液。

4.高脂血症

血浆中几乎各种脂蛋白成分均增加。

其中前两条是诊断的必需条件。

（二）肾病综合征的鉴别诊断

肾病综合征分为原发性和继发性。除了肾本身的原因之外，很多疾病都会影响肾，通过不同的机制导致大量蛋白尿，如由于过敏性紫癜导致蛋白尿称为紫癜性肾炎；乙型肝炎病毒引起的免疫复合物沉积在肾小球滤过膜上导致的蛋白尿称为乙型肝炎相关性肾炎；系统性红斑狼疮导致肾脏损害称为狼疮性肾炎；糖尿病引起的肾改变，大量蛋白尿称为糖尿病肾病；多发性骨髓瘤大量轻链蛋白从肾小球中滤过超过肾小管的重吸收能力，称为骨髓瘤肾病；淀粉样物质积聚导致通透性增加，称为肾淀粉样变性等。由于这些疾病都有其特定的名称，通常我们所说的原发性肾病综合征必须排除上述继发因素。

目前，将肾病综合征的病因分为三大类，一类原因不明，称为"特发性"，指由"原发性"肾小球疾病所致；另一类为与特殊疾病相关的肾病综合征，或肾病综合征是作为其他疾病的合并症而出现的，比如系统性疾病、过敏、

感染、肿瘤等；儿童发病的肾病综合征还应该着重排除先天遗传性疾病。对于继发性肾病综合征的排除诊断，主要依靠对全身系统受累的病史、体检及特殊的实验室检查，肾活检病理检查对于一些早期或不典型疾病的诊断有重要指导意义。因此在诊断肾病综合征时要考虑到：①是否肾病综合征；②确认病因，是原发性、继发性还是先天性；③明确肾病综合征的病理类型；④判定有无并发症。

1.原发性肾病综合征

为原发病变在肾小球的疾病，如急性肾小球肾炎、急进性肾炎、慢性肾小球肾炎等均可在疾病过程中出现肾病综合征。其病理类型以微小病变肾病、膜性肾病、IgA肾病、肾小球局灶节段性硬化症及系膜毛细血管性肾炎等最为常见，其中在儿童及青少年以微小病变肾病及IgA肾病最为常见，在中、老年人以膜性肾病多见。

2.继发性肾病综合征

指继发于全身性疾病，如系统性红斑狼疮、过敏性紫癜性肾炎、乙型肝炎病毒相关性肾炎等，具有明确病因者，或是作为其他疾病的合并症而出现。其病因广泛而复杂，以下病因较常见：

（1）全身性系统性疾病：系统性红斑狼疮、过敏性紫癜、显微镜下多血管炎、韦格纳肉芽肿、Churg-Strauss综合征、Goodpasture综合征、干燥综合征、结节病等。

（2）代谢性疾病：糖尿病肾病、Graves病、肥胖相关性肾病等。

（3）浆细胞性疾病：肾淀粉样变性、多发性骨髓瘤、单克隆免疫球蛋白沉积肾病等。

（4）感染相关性肾损害：乙型肝炎、丙型肝炎；先天性或继发性梅毒；人类免疫缺陷病毒等。

（5）家族遗传性疾病：Alport综合征、Fabry病、指甲-髌骨综合征等。

导致继发性肾病综合征的疾病很多，如何发现这类继发性肾病综合征？以下两点可提示：①事先已知患者有全身系统性疾病，且知该病可继发肾小球损害，患者在此系统性疾病中出现肾病综合征应首先考虑为继发性肾病综合征。②事先并未发现全身系统性疾病存在，患者仅以肾病综合征就诊，也不要贸然下原发性肾病综合征诊断，仍必须依据患者的年龄、性别考虑有关系统性疾病的可能，并做相应的检查。例如，婴儿肾病综合征应仔细检查有无先天性梅毒；一般儿童应着重排除先天遗传性疾病、感染性疾病（如乙型肝炎病毒感染）及过敏性紫癜等病因，中青年则应着重排除结缔组织病，如系统性红斑狼疮性肾炎、感染相关性肾炎（如乙型肝炎病毒相关性肾炎）及药物引起的继发性肾病综合征，老年则应该重点排除代谢性疾病（如糖尿病肾病）、浆细胞疾病（如肾淀粉样变、多发性骨髓瘤、轻链沉积病等相关性肾病）及实体肿瘤等相关性肾病等。

3.临床常见的、需进行鉴别诊断的继发性肾病综合征

主要包括以下疾病。

（1）系统性红斑狼疮性肾炎：多见于20～40岁女性，患者多有发热、皮疹、关节痛及血液系统受累，血清抗核抗体、抗ds-DNA、抗SM抗体阳性，血清补体水平下降，肾活检光镜下除系膜增生外，病变有多样性特征。免疫病理呈"满堂亮"。

（2）过敏性紫癜性肾炎：除有血尿、蛋白尿、水肿、高血压等肾炎的特点外，还伴有皮肤紫癜、关节痛、腹痛及消化道出血等特征表现。若紫癜特征表现不典型，易误诊为原发性肾病综合征。血抗核抗体为阴性。肾活检弥散系膜细胞增生为常见病理改变，免疫病理是IgA及C_3为主要沉积物，故不难鉴别。

（3）原发性小血管炎相关肾损害：除肾受累外，多有全身多系统改变，如上呼吸道、下呼吸道、眼、耳、关节和肌肉等。该病常见于中、老年人，无明显性别差异，血清ANCA常阳性，肾病理常为节段性坏死性改变，多有新月体形成。

（4）混合性结缔组织病肾损害：患者同时具有系统性硬化症、系统性红斑狼疮和多发性肌炎或皮肌炎3种疾病的混合表现，但不能确诊其中一种疾病，血清多可检出高滴度的抗RNP抗体，抗SM抗体阴性，血清补体几乎都正常。肾损害主要表现为蛋白尿及血尿，也可发生肾病综合征，肾功能基本正常，肾活检病理改变多为系膜增生性肾小球肾炎或膜性肾病。对糖皮质激素反应好，预后较好。

（5）糖尿病肾病：多发于糖尿病史10年以上的患者。眼底检查有微血管改变。肾活检示肾小球基膜增厚和系膜基质增生，典型损害为Kimmelstiel-Wilson结节形成。肾活检可明确诊断。

（6）肾淀粉样变性：好发于中、老年人。早期可仅有蛋白尿，一般经3～5年出现肾病综合征，晚期可发生肾衰竭。血尿多不凸出。多有体重下降、低血

压，可见肝、脾大，舌体肥大及心肌肥厚，血、尿免疫固定电泳发现单克隆轻链等应高度怀疑本病。确诊需要依靠肾活检病理，联合光镜、免疫荧光和电镜检查。刚果红染色光镜下为砖红色，偏振光下呈苹果绿色双折光，电镜下为直径8~10nm、不分支的排列紊乱的纤维丝。

（7）乙型肝炎病毒相关肾炎：多见于儿童及青少年。病毒血清学检查证实目前或既往HBV感染证据，甚至存在HBV-DNA复制。肾活检病理多为膜性肾病或膜增生性肾炎，在肾组织切片上发现乙型肝炎病毒抗原成分。

（8）人类免疫缺陷病毒相关性肾病：人类免疫缺陷病毒相关肾病（HIV-AN）是AIDS患者肾合并症，多见于HIV感染的早期，其他严重感染之前。依据患者有无HIV易感因素（如静脉毒品滥用、同性恋、HIV高发地区及人群），早期HIV检测及抗HIV抗体的检测，并结合HIV的其他临床表现（如无症状性感染、持续性淋巴结肿大、继发性肿瘤）可有助于其诊断。结合肾病综合征患者及肾病综合征范围的蛋白尿患者，尤其是对短期内肾功能进行性恶化的局灶节段性肾小球硬化患者应想到本病的可能性。HIV-AN的肾病理学特征是：全球性或节段性肾小球毛细血管壁收缩与塌陷，伴有明显的足突细胞增生；光镜中只要任何一个肾小球呈全球性塌陷或20%以上的肾小球呈节段性塌陷就应考虑本病；电镜下肾小球内皮细胞、间质白细胞内有大量的管网状包涵物（存在于80%~90%的HIV-AN患者），有助于确立诊断。

（9）冷球蛋白血症肾损害：临床上遇到皮肤紫癜、关节痛、雷诺现象、肝脾大、淋巴结肿大、视力障碍、血管性晕厥及脑血栓形成等，同时并发肾小球肾炎，应考虑本病，进一步证实血清中冷球蛋白增高，即可确定诊断。在临床上1/3患者发生慢性肾小球疾病，主要表现为蛋白尿及镜下血尿，常可发生肾病综合征及高血压，预后较差。少数患者表现为急性肾炎综合征，部分可呈急进性肾炎综合征，直接发展至终末期肾衰竭。肾病理特别是电镜检查常可见典型的冷球蛋白结晶。

（10）恶性肿瘤所致的肾病综合征：各种恶性肿瘤均可通过免疫机制引起肾病综合征，甚至以肾病综合征为早期临床表现。因此对肾病综合征患者应做全面检查，排除恶性肿瘤，凡有以下表现者均应认真进行肿瘤检查：①50岁以上的肾病患者；②临床有浅表淋巴结肿大或胸（腹）腔淋巴结肿大者；③体检发现有肿物者；④有水肿反而出现体重下降的患者；出现与肾病不一致的贫血；⑤膜性肾病。

（11）药物所致肾病综合征：多见于有机金、汞、D-青霉胺、卡托普利、非类固醇类抗感染药等。应注意用药史，及时停药可能使病情缓解。

（12）Alport综合征：Alport综合征的遗传方式呈异质性，多为性染色体显性遗传及常染色体显性遗传，近年也有常染色体隐性遗传报道。此病在10岁前发病，以血尿（100%的患者有镜下血尿）、蛋白尿（多为少量蛋白尿，仅极少数呈现大量蛋白尿及肾病综合征）、进行性肾功能减退为主要表现，并常伴神经性耳聋及眼部疾病（球性晶体及黄斑病变）。本病属性染色体显性遗传时，家族中男性患者病情常明显重于女性，男性多于30岁左右死亡。肾组织电镜检查证实本病主要病变在肾小球基膜，可见增厚与变薄的基膜相间，在增厚的基膜中致密层变宽并纵向劈裂成网，故根据临床表现（肾、耳、眼病变）、病理特点（基膜病变）及家族史，诊断本病并不困难。

4.先天性肾病综合征

常指由遗传因素所致的芬兰型和非芬兰型先天性肾病综合征。为常染色体隐性遗传病。此病常在新生儿（芬兰型）或婴幼儿期（非芬兰型）发病，呈现肾病综合征及进行性肾损害，数年后即至终末期肾衰竭。此病发病率不高，国内罕见，应根据发病年龄、临床病理表现及家族史来诊断本病。

三、中医治疗

原发性肾病综合征的中医辨证分型标准按本书"慢性肾炎"的分型分为正虚证、标实证。为突出肾病综合征自身的临床特点，本书特以虚实结合辨证分型，以便与慢性肾炎相区别，但临床可参照"慢性肾炎"辨证论治。

（一）气虚风水证

证候：患者平素少气乏力，易患感冒，多在外感后突然出现眼睑及面部浮肿，继则四肢及全身高度浮肿，多兼外感表证，舌质淡胖而润，边有齿痕，苔白滑，脉沉紧或沉数。

基本治法：益气固表，宣肺利水。

方药运用：防己黄芪汤合越婢汤加减。常用药：防己10g，黄芪15～40g，白术9g，麻黄6g，生石膏（先煎）24g，生姜6g，大枣12g，甘草6g。防己黄芪汤中重用黄芪补气固表且能利水，是为君药；辅以防己祛风行水，与黄芪相配，补气利水力量更强，且利水而不伤正；佐以白术健脾渗湿，与黄芪相配，益气固表之力更大；使以甘草培土和药，生姜、大枣调和营卫。药共6味，相得益彰，合而为益气祛风利水之剂。越婢汤中以麻黄宣散肺气，发汗解表，以祛在表之水气；生石膏解肌清热；甘草、生姜、大枣健脾化湿，取崇土制水之意，合而为宣肺利水消肿之剂。两方相合，则表虚得固，风邪得除，气虚得复，可使水道通利，诸症悉除。

加减：若见风寒束肺所致者，可加麻黄汤以疏风散寒；若见风热袭肺者，可加银翘散以疏风清热；若水肿较甚者，可加五皮饮以利水消肿；若见胸腹胀满者，可加陈皮、枳壳、大腹皮以行气宽中；兼有咽喉肿痛者，可加金银花、牛蒡子、鱼腥草以清热解毒。

（二）阳虚水泛证

证候：高度水肿，按之凹陷，以下肢及腰背为主，或伴胸腔积液、腹水，小便不利，纳差便溏，面色㿠白，形寒肢冷，舌质淡润或舌体胖大质嫩而润，边有牙痕，舌苔白腻水滑，脉沉弱。

基本治法：温补脾肾，通利水湿。

方药运用：真武汤合五皮饮加减。常用药：炮附子（先煎）9g，茯苓皮30g，白芍9g，赤芍9g，白术6g，生姜9g，桑白皮15g，生姜皮10g，大腹皮10g，陈皮10g。真武汤中以附子大辛大热，归入肾经，温壮肾阳，化气行水为君；配以茯苓、白术健脾泻湿利水为臣；又以白芍养阴利水，且能缓和附子之辛燥，配以辛温之生姜，既可协附子温阳化气，又能助苓、术温中健脾，共为佐使。诸药合用，共成暖肾健脾，温阳化气利水之剂。五皮饮中则以茯苓皮利水泻湿，兼以健脾以助运化；生姜皮辛散水饮；桑白皮肃降肺气，通调水道；再加大腹皮、陈皮理气兼以除湿。五药合用，共奏消肿、健脾、理气之效，既可助真武汤温阳利水，又可防水湿内阻而成气滞之弊。两方相互配合，则脾肾得温，水湿得利，水肿可愈。

加减：若气虚甚者，加党参、黄芪以补气；脾虚明显者，加山药、炒谷麦芽、生薏苡仁以健脾；若兼风邪者，加防风、羌活以散风除湿；腰以下肿甚者，加防己、薏苡仁以利水消肿；脘腹胀满甚者，加木香、莱菔子、枳实以理气消胀；尿蛋白长期不消者，加金樱子、芡实以固摄精微；咳者加五味子以敛肺气，加细辛以散寒饮。

（三）阴虚湿热证

证候：面部及下肢浮肿，腰膝酸软，头晕耳鸣，心烦少寐，咽喉疼痛，咽干口燥，小便短涩，大便秘结不畅，舌红少津，苔黄腻，脉沉细数或滑数。

基本治法：滋补肝肾，清热利湿。

方药运用：知柏地黄汤加味。常用药：知母12g，黄柏12g，生地黄12g，山茱萸12g，牡丹皮9g，山药15g，茯苓20g，泽泻9g，焦栀子15g，绵马贯众（凤尾草）30g，车前子（包煎）30g。方中生地黄、山茱萸、山药以滋补肝肾；知母、黄柏、山栀子清泻下焦湿热；绵马贯众、泽泻、车前子、茯苓清热而利水湿；牡丹皮凉血化瘀且可消肿。诸药合用，共奏滋补肝肾、清热利湿之效。

加减：若兼痤疮感染或咽痛明显，热毒较甚者，可加板蓝根、鱼腥草、金银花、白花蛇舌草以清热解毒；大便秘结不畅者，可加生大黄以泄热通便；兼有尿频尿急尿痛及血尿者，可加蒲公英、白茅根、大蓟、小蓟以清利湿热，凉血止血。

（四）瘀水互结证

证候：尿少水肿，面色黧黑或萎黄，口唇及肌肤有瘀斑瘀点，常伴见腰痛如针刺，痛处固定不移，血尿，皮肤粗糙或肌肤甲错，舌质暗红或淡暗，或有瘀斑瘀点，舌苔薄腻，脉弦细或沉涩。

基本治法：活血利水。

方药运用：桂枝茯苓丸加减。常用药：桂枝10g，茯苓20g，牡丹皮12g，桃仁10g，赤芍15g，益母草30g，泽兰10g，水蛭10g。方中用桂枝通行血脉，脉通则瘀血得除，茯苓利水渗湿可导水下行，同为主药，共奏活血利水之功；用牡丹皮、桃仁、赤芍活血化瘀，益母草、泽兰、水蛭活血利水，共为辅佐，以增强主药活血利水之效。诸药相互配伍，则瘀血得除，经脉得通，水湿得除。

加减：若伴气虚者，加生黄芪、太子参以补气；伴阳虚者加仙茅、淫羊藿以温阳；伴阴虚者加生地、龟甲、鳖甲以养阴；伴血虚者，加当归、何首乌以养血；血尿明显者加白茅根、蒲黄、小蓟以止血；水肿明显者可合五皮饮以利水消肿。

第二节　糖尿病肾病

一、中医病因病机

中医虽无糖尿病肾病的名称，但按糖尿病肾病的临床表现，参考历代中医消渴病文献，可归属消渴病相关之"水肿""肾消""虚劳""尿浊""关格"等病范畴。《三消论》："夫消渴者，多变为聋盲疮癣痤痱之类……或水液妄行而面上肿也"，提出了消渴可变生水肿一病。《外台秘要》引《古今录验》："渴而饮水不能多，但腿肿，脚先瘦小，阴痿弱，数小便者，此为肾消病也"，《证治准绳》提出"渴而便数有膏为下消（经谓肾消）"之病名。因糖尿病肾病病位始终不离肾脏，而这种肾病是继发于消渴病，故亦有中医学者直接称之为"消渴病肾病"。中医学对消渴病及类似糖尿病肾病表现病证的病因病机及证治等早有论述，此后历代医家对其也各有补充发挥，特别是随着当代西医对糖尿病及糖尿病肾病认识的加深，中医对糖尿病肾病的病因病机及证候治疗学说也有了更进一步的发展，现参照有关文献并结合我们的经验，概述如下。

目前大多公认，糖尿病肾病其发病因素除与"糖毒"有关外，与素体禀赋不足，脾肾亏虚、饮食失宜、六淫侵袭、失治误治、情志郁结等多种原因也密切相关。

（一）禀赋不足，五脏柔弱

《灵枢·五变篇》首先提出："五脏皆柔弱者，善病消瘅。消渴日久，正气耗伤，变生他疾"，认为消瘅是消渴病的并发症，得之于五脏先天不足。《灵枢·本脏篇》又说："心脆则善病消瘅热中，肺脆肝脆脾脆肾脆，则俱善病消渴易伤"，说明先天禀赋不足，五脏柔弱是消渴病肾病的内在因素，五脏藏精，五脏虚弱则藏精不力而致阴津素亏。其后医家更强调肾脾两脏亏虚在消渴病发病中的重要性，如《医学衷中参西录》："消渴一证，皆起于中焦而及于上下，因中焦病，而累及于脾也"，《石室秘录》："消渴之证，虽分上中下，而肾虚以致渴，则无不同也"，《圣济总录》："消渴病久，肾气受伤，肾主水，肾气虚衰，开阖不利，能为水肿"。现代中医体质学也认为，病情从体质而变化，即"从化"，体质决定是否发病，决定疾病的证型、传变与转归。现代医学认为糖尿病视网膜病变及糖尿病肾病同属于微血管并发症，但临床观察证实到同是病程相当的消渴病患者，眼病和肾病的发病率不同；另外，在同一患者身上，眼病和肾病的程度往往也不一定是平行的，有人眼病重，有人则是肾病重，可见先天禀赋不足是消渴病肾病发病的重要内在原因。

（二）毒邪伤肾

中医学认为，"亢则为害，邪盛谓之毒""物之能害人者皆谓之毒""毒是对机体生理功能有不良影响的物质""万病唯一毒"，有人将糖尿病升高的血糖及因此产生的各种病理产物称之为"糖毒"，"糖毒"既是糖尿病之因，也是糖尿病之果，在糖尿病整个病程中糖毒还常易化生"热毒""湿毒""瘀毒""痰毒""溺毒"等，几毒蓄积胶结，内外相合，侵淫肾体，损伤肾用，最终导致肾元衰败，五脏俱伤，三焦阻滞，浊毒内留，水湿泛滥，变证峰起。

（三）饮食不节，蕴热伤津

饮食全赖脾胃运化，脾主运化，胃主受纳，脾为胃行其津液，共同完成水谷精微吸收过程。长期过食肥甘厚味醇酒，则"肥者令人内热，甘者令人中满，故其气上溢……"（《素问·奇病论》），或饮食失宜，积痰生热，导致损伤脾胃，肠胃积热，渐消津液，热伏于下，肾体受伤，水谷精微混杂趋下，则生肾消。《丹溪心法·消渴》指出"酒面无节，酷嗜炙煿……于是炎火上熏，脏腑生热，燥热炽盛，津液干焦，渴饮水浆而不能自禁"；清代钱一桂《医略》认为"肥甘膏粱之疾，同属于热，然非酒色劳伤，脾失传化之常，肾失封藏之职，何以至此"，可见，饮食失宜，脾失运化，胃失和降，湿热内生，耗伤津液，能加重消渴病肾病发生发展。

（四）六淫之邪内侵

素体虚弱，或久病正气虚弱，六淫之邪侵袭或从肌肤而入，或从口鼻而入，犯肺袭胃，日久化燥伤阴；或寒、湿之邪痹着肾络，日久化热，致痰、湿、浊、瘀内阻，肾之气血不畅，日久伤肾。《素问·移精变气论》说："贼风数至虚邪朝夕，内至五脏骨髓，外伤空窍肌肤"，《灵枢·五变篇》则更明确指出"百疾之始期也，必生于风雨寒暑，循毫毛而入腠理……或为消瘅……"，六淫之邪侵入人体后，伤及肾体，影响水液运化，脾不升清，开阖失司，封藏失职，甚则内外相合，从阳化湿化热，蕴结肾体，耗散肾阴，灼伤肾络，常导致肾病反复加重，迁延不愈。

（五）情志失调，郁火伤阴

平素气机失调，肝气郁滞，郁久化火，消烁津液，热盛于下，伤及于肾，渐生肾消。《灵枢·五变》篇指出情志引起消瘅的过程为"怒则气上逆，胸中蓄积，气血逆流，脆皮充饥，血脉不行，转而为热，热则消肌肤，故为消瘅"，《临证指南医案》更直接指出"心境愁郁，内火自燃，乃消症大病"，可见长期过度精神刺激，或思虑忧郁，或耗乱精神，过违其度，致肝失疏泄，化火伤阴，上灼肺津，中伤胃津，下劫肾阴，阴虚于内，阳亢于上，且火甚扰动肾关，肾之闭藏失职，则火炎作渴于上，精微走失于下而发病。

（六）劳欲过度，肾精亏损

过劳则伤津耗气，房劳过度，则肾精亏损，一则阴虚内热，耗伤真阴，虚火内生，且"火因水竭而益烈，水因火烈而益干"，终至肾虚肺燥胃热俱现，积微成损，积损成衰；一则肾元不足，气化失司，闭藏无力而精微下注而为消肾。

（七）失治、误治

因患者病急乱投医，依从性差，不听从医嘱，不科学正规防治，消渴病过用温燥之品或有肾毒性药物，伤阴耗液，热积愈盛，脏腑经络失濡；或医者不能准确把握患者病情，正确辨证施治，遣方用药，过用寒药、峻药，损伤正气，均可致病情加重，耗气伤津，阴精亏损，脏腑经络失濡，五脏之伤，累及于肾，最终肾脏虚衰，肾体不用，无力蒸化水湿，水湿潴留，湿浊内蕴，而为消渴病肾病。

二、糖尿病肾病的临床诊断和临床分期

糖尿病肾病诊断的先决条件是糖尿病的诊断。

（一）糖尿病的诊断标准

（1）HbA1c≥6.5%。

（2）空腹（8小时）血糖≥7.0mmol/L。

（3）口服糖耐量试验时2小时血糖≥11.1mmol/L。

（4）在伴有典型的高血糖或高血糖危象症状的患者，随机血糖≥11.1mmol/d，我国学者的研究显示HbA1c≥6.3%的诊断效能与空腹血糖＞7.0mmol/L是一致的，可以作为中国人糖尿病的诊断标准。值得注意的是HbA1c的检测方法需要认证。

（二）典型的糖尿病肾病的诊断依据

（1）1型糖尿病病程超过10年或有糖尿病视网膜病变，伴有微量清蛋白尿（尿清蛋白≥30mg/g Cr）。

（2）糖尿病患者伴有持续大量清蛋白尿（尿清蛋白量＞300mg/g Cr，或尿总蛋白定量＞0.5g/d）。

（3）临床和实验室检查排除其他肾或尿路疾病。

2007年美国肾病基金会（NKF）在制订的糖尿病及慢性肾病临床实践指南（KDOQI指南）中首次提出糖尿病肾病（DKD）的概念，这是一个临床诊断，指糖尿病患者出现尿清蛋白增加和（或）肾小球滤过滤下降。DKD偏重于临床诊断，2007年KDOQI指南对其诊断见表5-1。该定义对于CKD各期无论是否行肾活检病理检查的1型和2型糖尿病患者均适用，但需除外肾移植患者。如果经肾活检病理检查证实为糖尿病肾病，则称为糖尿病肾小球病（DG）。值得注意的是，由于肾素-血管紧张素系统（RAS）阻断药的广泛应用，患者治疗后的尿蛋白可能有所减少，这时尽可能参照患者治疗前的尿蛋白水平进行判断。同时，指南也指出了该定义因缺乏肾病理而存在不足，虽然CKD4-5期的正常清蛋白尿患者中部分为糖尿病肾小球病变，但因缺少肾病理的证据，根据目前的认识也只能认为DKD的可能性较小。最新的文献报告，糖尿病患者尸检，106/168（63.1%）有

糖尿病肾病（Diabetes nephropathy，以下简称"DN"）的病理改变，其中20/106（18.9%）无DN的临床表现，提示临床上不少糖尿病患者由于没有蛋白尿等临床表现，有可能漏掉DN的诊断。

表5-1 根据CKD分期和蛋白尿水平推测DKD的诊断

GFR（mL/min）	CKD分期	蛋白尿		
		正常清蛋白尿	微量清蛋白尿	大量清蛋白尿
>60	1+2	存在DKD风险	倾向诊断为DKD	DKD
30~60	3	DKD可能性小	倾向诊断为DKD	DKD
<30	4+5	DKD可能性小	DKD可能性小	DKD

糖尿病肾病的临床分期，现仍采用丹麦学者Mogensen1983年提出的分期标准：1期，肾小球肥大期；2期，肾小球高滤过期；3期，微量清蛋白尿期；4期，临床蛋白尿期；5期，终末期肾衰竭期。1型DN，自然病史比较清楚，可以分为上述5期。2型糖尿病相当多的病例由于偶然查血糖或患其他病时才被发现，对其自然病史所知甚少，故临床比较实用的2型DN分期为：早期（隐性或微量清蛋白尿期）、中期（持续显性蛋白尿期）和晚期（肾衰竭期）。

三、临床诊断糖尿病肾病时需排除非糖尿病肾病

糖尿病患者合并肾损害，不一定是糖尿病肾病。需要与原发性肾小球疾病如膜性肾病、高血压肾损害、淀粉样肾病、肥胖相关性肾病、尿路感染等仔细鉴别。

（一）出现以下情况特别要考虑非糖尿病肾病（NDRD）

（1）无糖尿病视网膜病变。

（2）肾小球滤过率迅速下降。

（3）尿蛋白急剧增多或突然出现肾病综合征。

（4）顽固性高血压。

（5）活动性尿沉渣的改变。

（6）其他系统性疾病的症状及体征。

（7）血管紧张素转化酶抑制药（ACEI）或血管紧张素受体拮抗药（ARB）开始治疗2~3个月内GFR下降超过30%。

如临床诊断不明确，建议行肾活检病理检查以明确诊断。

（二）出现以下情况应行肾活检

（1）缺乏典型的病程。没有从微量清蛋白尿进展到显性蛋白尿的临床过程，而突然出现蛋白尿或出现尿蛋白显著增加，尤其是1型糖尿病患者在病程的前5年出现了蛋白尿。

（2）缺乏其他微血管病变的证据，如糖尿病视网膜病变（Diabetes retinopathy，DR）。

（3）出现肉眼血尿或活动性尿沉渣改变。

（4）肾功能迅速下降。

四、糖尿病肾病辨证分型

（一）辨证要点

1.辨明病位

糖尿病肾病病位早期主要以脾、肾为主，病程迁延，阴损及阳，脾肾阳虚；病变后期，肾元虚衰，常可累及肺、心诸脏腑，表现为二脏或三脏同病，甚或五脏俱损，阴阳两虚。

2.辨明病性

糖尿病肾病病程较久，不同阶段病机有所侧重，但总以本虚标实，虚实夹杂为病机特点，糖尿病肾病早期患者普遍存在肾气不足，同时本虚证可兼有阴虚、阳虚或阴阳两虚，其中气阴两虚最为多见。标实证有血瘀、气滞、痰湿、热结、湿热、郁热、水湿之分，其中以血瘀、热结、痰湿为多见，中期可见有水湿。而糖尿病肾病晚期肾体劳衰，肾用失司，浊毒内停，五脏受损，气血阴阳衰败，本虚证可兼有阴虚、阳虚，甚或气血阴阳俱虚，三者均存在气血之虚。标实证有血瘀、气滞、痰湿、结热、湿热、郁热、水湿、湿浊内留、饮邪内停、虚风内动、浊毒动血、浊蒙神窍之分，同时普遍存在湿浊毒邪内留证候。

3.辨明主证、兼证、变证

中医在临证时可以遵循"但见一证便是，不必悉具"的原则，体现了"抓主证"的思想方法，如乏力、夜尿频数、蛋白尿、贫血、水肿等，常是不同阶段糖尿病肾病的主症。消渴病的一个主要特点是易发生并发症，"消渴病多传变，宜知慎忌"，"夫消渴者，多变为聋盲疮癣痤痱之类……或水液妄行而面上肿也"（《三消论》），消渴病迁延日久，瘀血、痰湿等实邪丛生，可形成"肝胃郁热""气滞血瘀""湿热中阻""水湿泛滥""外感热毒""血虚生风"等一系列兼证；而糖尿病肾病病变晚期除上述常见兼证外，由于痰浊瘀血痹阻脉络，久病入络，形成"微型癥瘕"，引起肾元衰败，浊毒内停，五脏气血阴阳俱虚，甚者还可以发生"浊毒犯胃""水凌心肺""关格""溺毒入脑"等一系列变证，此时，还必须遵循"急则治其标，缓则治其本"的原则，在辨明主证同时，辨明兼证、变证。总之，只有心中明晰糖尿病肾病各期的中医主证、兼证、变证，临证时才能分清标本缓急，有的放矢地去辨证施治，灵活加减，才能最终提高中医临床疗效。

4.辨病势顺逆

主要从中医"精气神"、西医理化指标、病变部位及患者一般情况等方面判别病势顺逆，凡经治之后，患者"精气神"见好转，尿蛋白漏出减轻，肾功能基本稳定，患者体力提高，一般情况较好，生活质量提高者为顺，反之为逆；中医辨证病位由肝肾到脾肾到五脏，由气血到阴阳为逆，反之为顺。

（二）分期辨证

目前中医辨证论治方法尚不统一，其中以糖尿病肾病的现代理化检查指标为分期依据，再进行中医辨证论治，宏观辨证与微观指标相结合的方法，因其思路简明清晰，临床可操作性较强，更有利于疗效的判定和病情的控制，被临床广泛采纳。

1.糖尿病肾病早期辨证

（1）基本证型

脾气虚证：尿中有微量白蛋白，气短乏力，纳少腹胀，四肢不温，腹泻腹痛，大便溏薄，舌淡胖大边有牙痕，脉沉细弱。

气阴亏损证：微量白蛋白尿，面色黑黄，疲乏无力，多汗，心悸气短，口渴多饮，小便频数而多，头晕眼花，大便秘结，舌尖红苔薄，脉细数无力。

肾气不足证：微量白蛋白尿，腰膝酸软，夜尿清长，气短乏力，面色无华，四肢不温，舌淡胖大边有牙痕，脉沉弱。

（2）兼夹证

肝胃郁热证：形体壮实，面色隐红，口干口渴，口苦口臭，多饮多食，急躁易怒，胸胁满闷，小便频多黄赤，大便干结，舌质红，苔黄，脉弦数。

气滞血瘀证：胸脘胀满，纳食不香，情志抑郁，善太息，肢体麻痛，胸痹心痛，唇紫暗，舌暗，舌下青筋显露或舌有瘀斑，苔薄，脉沉弦，或涩。

湿热中阻证：胸脘痞闷或腹部胀满、纳谷不香、大便溏、面足浮肿等，舌胖嫩红，苔黄厚腻，脉滑数。

痰湿不化证：背部发冷，时有咳痰、纳食不香、疲乏无力、形体消瘦等。舌胖苔白，脉沉细数。

脾虚湿困证：形体胖而不壮，面色偏白，倦怠乏力，纳呆便溏，口淡无味，食后腹胀，小便短少，舌淡，苔白腻，脉濡缓。

2.糖尿病肾病中期辨证

（1）基本证型

脾肾气虚证：明显蛋白尿，气短乏力，纳少腹胀，四肢不温，腰膝酸软，下肢微肿，夜尿清长，尿有泡沫，舌体胖大、质淡牙痕，脉虚弱。

气血两虚证：明显蛋白尿，神疲乏力，气短懒言，面色淡白或萎黄，头晕目眩，唇甲色淡，心悸失眠，腰膝酸痛，舌淡脉弱。

肝肾阴虚证：明显蛋白尿，眩晕耳鸣，五心烦热，腰膝酸痛，两目干涩，小便短少，舌红苔少，脉细数。

脾肾阳虚证：颜面及周身浮肿，腰以下尤甚，少尿或无尿，纳差恶心，或伴呕吐，畏寒肢冷，面色㿠白，体倦乏力，大便溏，腰冷酸痛，舌体胖润，舌淡苔白，脉沉细或微细无力。多呈大量蛋白尿。

（2）兼夹证

水湿泛滥证：尿少浮肿，腰以下肿甚，纳差呕恶，胸闷气短，舌苔白腻或水滑，脉弦或涩。

水不涵木，肝阳上亢证：兼见头晕头痛，口苦目眩，脉弦有力。

3.糖尿病肾病晚期辨证论治

（1）基本证型

气血阴虚证：神疲乏力，面色苍黄，头晕目眩，五心烦热，纳谷不香，便干。舌淡胖，脉弦细数。

气血阳虚证：神疲乏力，面足浮肿，畏寒肢冷，肤色苍黄、粗糙，时有恶心。舌胖暗淡，边有牙痕，苔白，脉细。

气血阴阳俱虚证：精神萎靡，嗜睡，面黄晦暗，胸闷纳呆，心悸气喘，肢冷怯寒，面足浮肿，肌肤甲错，时有恶心，大便干稀无常。舌胖有裂纹，舌质暗淡，脉沉细无力。

（2）兼夹证

血脉瘀阻证：口唇舌暗，舌下络脉瘀曲，或呈串珠状。

水饮停聚证：里有停饮，背部怕冷，周身水肿。

湿热中阻证：胸脘腹胀，纳饮不香，时有恶心，身倦头胀，四肢沉重，大便秘结，舌胖嫩红，苔黄腻，脉弦滑数。

肝郁气滞证：口苦咽干，胸胁苦满，纳饮不香，舌暗苔黄，脉弦。

外感热毒证：咽喉肿痛，发热恶寒，便干尿黄，舌红苔黄，脉浮数。

浊毒伤血证：见鼻衄，齿衄，肌衄等。

肝胃结热证：胸胁苦满，大便秘结，口苦咽干，苔黄，脉数。

血虚生风证：手颤，转筋，四肢酸痛，舌淡，脉弱。

（3）变证

浊毒犯胃证：恶心呕吐频发，头晕目眩，周身水肿，或小便不行，舌质淡暗，苔白腻，脉沉弦或沉滑。

水凌心肺证：胸闷气憋，短气不足以息，烦躁不安，甚或有濒死感，心悸怔忡，张口抬肩，不能平卧，口唇青紫，四肢厥冷，大汗淋漓，常于夜间熟睡时发作或加重，舌质紫暗，苔白，脉疾数无力或细小短促无根或结代。

关格证：或见恶心呕吐，呼吸深大，头晕目眩等上关格之症；或见少尿、尿闭，呼吸短促，周身水肿等下关格之症。舌质淡黯，苔白薄腻，脉沉弦或沉滑。

溺毒入脑证：神志恍惚或昏迷，目光呆滞无神，或突发抽搐，四肢痉挛，牙关紧闭，或手指蠕动，四肢震颤，口吐痰涎，胸闷气憋，舌质淡紫有牙痕，苔白厚腻腐，脉沉弦滑数。

（三）分病辨证

1.水肿

脾虚湿热内蕴：遍体水肿，皮肤光亮绷紧，烦热口渴，胸脘痞闷，小便短赤，大便秘结或黏腻臭晦，舌淡，苔黄腻，脉沉滑。

脾虚湿困：神疲乏力，面色萎黄，肢体浮肿，腹胀纳呆，小便量多，或有头晕目眩，舌淡苔腻，脉弱。

气滞水停：肢体肿胀，胸胁满闷，腹部胀满，急躁易怒，小便不利，矢气为快，舌淡红苔薄白，脉弦。

脾阳虚衰：身肿，腰以下为重，按之凹陷不易恢复，脘腹胀满，不思饮食，小便少，大便溏薄，面色不华，神疲乏力，形寒肢冷，舌淡苔白滑或白腻，脉沉。

肾阳虚衰：患病日久，病情迁延，面浮身肿，腰以下为甚，按之凹陷不起，腰膝酸软，小便清长或小便量少，甚则心悸怔忡，喘促不能平卧，面色晦暗或苍白，舌淡胖，苔白，脉沉细无力。

血瘀水停：水肿日久不退，皮肤紫暗或有瘀斑、瘀点，面色黧黑，肌肤甲错，腰痛固定，女性月经失调或闭经，小便短少，舌质紫暗或有瘀斑、瘀点，舌下络脉曲张，脉细涩。

2.眩晕

肝肾阴虚，肝阳上亢：眩晕耳鸣，头目胀痛，急躁易怒，心烦失眠，腰膝酸软，或颜面潮红，胁痛口苦，舌红少苔，脉弦而细。

气血亏虚：头目眩晕，活动或劳累后加剧，面色苍白或萎黄，唇甲不华，发色不泽，心悸失眠，神疲乏力，纳食减少，甚则小便不利，肢体浮肿，舌淡，脉细弱无力。

肾精不足：眩晕耳鸣，时作时止，精神萎靡，失眠多梦健忘，腰膝酸软，男子遗精。偏于阴虚者可见五心烦热，舌红少苔，脉细数；偏于阳虚者见四肢不温，形寒肢冷，舌质淡，脉沉细无力。

痰湿中阻：眩晕，头重昏蒙，或伴视物旋转，胸闷恶心，呕吐痰涎，食少多寐，舌苔白腻，脉濡滑。

3.虚劳

脾肾阳虚：面色不华，食少神疲，形寒肢冷，腰膝酸痛，大便溏泄，小便量少，肢体浮肿，舌质淡胖，边有牙痕，脉沉细。

肾精亏虚：神疲倦怠，畏寒肢冷，面色㿠白，头晕耳鸣，腰膝酸软，夜尿清长，男子阳痿遗精，女子闭经，舌淡胖，苔薄白，脉沉细。

瘀血内阻：面色晦暗黧黑，形体消瘦，纳谷减少，肌肤不荣，或有皮肤瘙痒，女子可见月事不下，舌质紫暗或有瘀斑瘀点，脉细涩。

4.尿浊

气阴两虚：小便色黄，泡沫增多，神疲乏力，口燥咽干，手足心热，自汗盗汗，肢体麻木，舌质红少苔，脉细数。

肾虚不固：长期尿浊，小便清长，腰膝酸软，或有头晕，夜尿频多，舌淡苔白，脉沉无力。

脾气亏虚：泡沫尿，倦怠乏力，纳食减少，大便溏，舌淡胖，边有牙痕，脉细弱。

瘀血阻滞：小便泡沫，口干不欲饮，面色晦暗，肌肤不荣，或有腰膝酸软，舌暗有瘀斑瘀点，脉细涩。

湿热内蕴：小便灼热而浑浊，口苦口黏，胸闷脘痞，大便黏腻不爽，舌红苔黄腻，脉滑数。

5.关格

脾肾亏虚，浊毒内蕴：小便短少，色清，甚则尿闭，面色晦滞，形寒肢冷，神疲乏力，浮肿腰以下为主，纳差，腹胀，泛恶呕吐，大便溏薄，舌淡体胖，边有齿痕，苔白腻，脉沉细。

肝肾阴虚，肝风内动：小便短少，呕恶频作，头晕头痛，面部烘热，腰膝酸软，手足抽搐，舌红，苔黄腻，脉弦细。

肾气衰败，邪陷心包：无尿或少尿，全身浮肿，面白唇暗，四肢厥冷，口中尿臭，神识昏蒙，循衣摸床，舌卷缩，淡胖，苔白腻或灰黑，脉沉细欲绝。

五、中医方药治疗

糖尿病肾病的治疗，《素问·本藏篇》提出五藏脆者"善病消瘅易伤"的病机，为糖尿病肾病从脏腑论治提供依据。后世医家多从肾虚论治糖尿病肾病，如明代赵献可《医贯·消渴论》说"……故治消之法，无分上中下，先治肾为急，唯六味，八味及加减八味丸随证而服，降其心火，滋其肾水，则渴自止矣"，认为肾水不足是消渴病的基本病机，主张以治肾为本。明代李挺《医学入门·消渴》说"消渴盖本在肾，标在肺，肾暖则气升而肺润，肾冷则气不升而肺焦，故肾气丸是消渴良方也"，清代陈士铎所著《石室秘录·内伤门》说"消渴之证，虽分上中下，而肾虚以致渴，则无不同也"，同样强调肾虚的病机。当代中医学者在宗前世补肾的基础上，充分认识到了糖尿病肾病的病机复杂，须综合治疗，形成了完善的辨治体系。

（一）分期辨证治疗

糖尿病肾病前期临床上诊断较困难，中医辨证论治可参考中医消渴病辨证论治进行（在此从略）；糖尿病肾病早期主要针对糖尿病进行辨证治疗，兼顾脾肾不足和络脉瘀滞，以期延缓和逆转肾病变；中期主要针对蛋白尿进行辨证论治，旨在调节肝脾肾三脏功能，延缓病程进展；晚期虚实夹杂，病机最为复杂，当根据主症灵活辨治，旨在减慢病情的恶化，改善症状，提高生活质量。

1.糖尿病肾病早期辨证论治

本病早期应以健脾为主，调达肝气，兼顾益肾，针对"瘀""痰""湿""郁""热"等兼证，注重应用活血化瘀药物，酌情或祛湿化痰，或清热养阴，灵活加减。

（1）基本证型及辨证治疗

①脾气虚证

治法：健脾益气，固摄精微。

方药：补中益气汤加减。黄芪30g，人参15g，白术15g，当归10g，陈皮10g，升麻10g，金樱子10g，芡实10g，甘草6g。

加减：腹胀甚者，加厚朴、枳实；口渴者，加天花粉、麦冬、石斛。

②气阴亏损证

治法：益气滋阴清热。

方药：生脉散合玉女煎加减。党参20g，山药10g，黄芪15g，生地黄10g，玄参10g，天花粉10g，石膏30g（先煎），知母10g，牡丹皮10g，赤芍15g，竹叶（清）10g。

加减：心悸气短甚者，加山茱萸、五味子；大便干结者，加火麻仁、大黄、当归。

③肾气不足证

治法：补肾摄精。

方药：六味地黄丸方加减。生地黄10g，山萸肉10g，山药10g，茯苓10g，泽泻10g，牡丹皮10g，黄芪10g，白术10g，补骨脂10g，甘草6g。

加减：阳痿早泄者，加金樱子、芡实；腰膝酸软者，加牛膝、杜仲。

（2）兼夹证辨证治疗：①肝胃郁热证。治法：理气活血，内泻热结。方用大柴胡汤加减。②气滞血瘀证。治法：活血通脉。方用血府逐瘀汤加减。

（3）湿热中阻证。治法：健脾和胃，清热利湿。方用平胃散合茵陈五苓散加减。

（4）痰湿不化证。治法：补中益气，健脾化湿。方用补中益气汤合等桂术甘汤加减。

（5）脾虚湿困证。治法：健脾益气，通阳化湿。方用升阳益胃汤加减。

2.糖尿病肾病中期辨证论治

糖尿病肾病中期主要是出现大量蛋白尿并可伴有肌酐清除率的下降，治疗以减少尿蛋白、延缓肾功能的下降为原则，并改善症状，缓解病情。病机虽以脾肾虚弱，封藏收敛失司为主，但又常与气滞、血瘀、湿阻或外邪侵袭有关。补虚毋忘祛邪，而在祛邪之时更应注意扶助正气。

（1）基本证型及辨证治疗

①脾肾气虚证

治法：健脾固肾。

方药：补中益气汤合水陆二仙丹加味。生黄芪30g，白术12g，陈皮12g，升麻12g，柴胡12g，人参6g，当归20g，炙甘草6g，金樱子15g，芡实15g。

加减：夹瘀血者，加丹参、鸡血藤、桃仁、红花、川芎；兼水湿者，加牛膝、车前子、冬瓜皮等。

②气血两虚证

治法：补气养血，滋补肝肾。

方药：当归补血汤合济生肾气丸加减。生黄芪30g，当归10g，炮附子10g，肉桂10g，熟地黄10g，山药10g，山茱萸10g，茯苓10g，牡丹皮10g，泽泻10g。

加减：尿蛋白量大者，加芡实、金樱子；心悸失眠甚者加酸枣仁、阿胶。

③肝肾阴虚证

治法：养阴清热，补益肝肾。

方药：杞菊地黄丸加减。枸杞子15g，菊花10g，熟地黄10g，山茱萸10g，山药10g，茯苓10g，泽泻10g，牡丹皮10g。

加减：若眩晕耳鸣甚者，加牛膝、钩藤；腰膝酸痛，四肢麻痛者，加牛膝、狗脊、全蝎、蜈蚣等。

④脾肾阳虚证

治法：温肾健脾利湿。

方药：真武汤合实脾饮加减。炮附子6g，干姜9g，白术12g，厚朴10g，大腹皮12g，草果仁9g，木香12g，木瓜15g，茯苓20g，赤芍15g。

加减：尿蛋白较多者，加金樱子、芡实、白果仁；小便短少者，加桂枝、猪苓、泽泻；肿甚喘满者，加麻黄、葶苈子；心悸、唇绀、脉虚数或结代者，宜重用附子，再加桂枝、炙甘草、人参、丹参。

（2）兼夹证辨证治疗

①水湿泛滥证。治法：补肾利水，活血化瘀。方用真武汤合桂枝茯苓丸加减等。

②水不涵木，肝阳上亢证。治法：镇肝熄风。方用生脉散合葶苈大枣泻肺汤加减，太子参、麦冬、五味子、葶苈子、桑白皮、猪苓、茯苓、大枣等。

3.糖尿病肾病晚期辨证论治

糖尿病肾病的晚期以维护肾气、保摄阴阳为基本原则，同时还应分清标本虚实、主次缓急，扶正祛邪，标本兼治，急则治标，缓则治本，不得滥用克伐之品以损伤肾气。必要时用西医手段积极抢救治疗。

（1）基本证型及辨证治疗

①气血阴虚证

治法：益气养血，滋阴降浊。

方药：八珍汤合调味承气汤加减。太子参15g，当归20g，猪苓15g，白术15g，川芎6g，墨旱莲10g，枳壳10g，白芍15g，生地黄10g，牛膝15g，熟大黄6g等。

加减：气血亏虚明显者，加黄芪、当归、鹿角胶、阿胶；阴虚明显者，加北沙参、玄参、地骨皮。

②气血阳虚证

治法：益气养血，助阳降浊。

方药：当归补血汤、八珍汤合温脾汤等加减。生黄芪20g，当归10g，猪苓20g，苍术10g，川续断15g，杜仲10g，砂仁10g，陈皮10g，半夏10g，冬虫夏草

2g，川芎15g，熟大黄8g等。

加减：阳虚明显者，加巴戟天、仙茅、淫羊藿（仙灵脾）；水肿较甚者，加猪苓、泽泻、防己；恶心呕吐较重者，加旋覆花、代赭石、紫苏叶、黄连，亦可用生大黄、附子、牡丹参、牡蛎，合药水煎，高位保留灌肠，以加强通腑泄浊之力。

③气血阴阳俱虚证

治法：调补气血阴阳，降浊利水。

方药：调补阴阳方（验方）。黄芪30g，当归10g，熟地黄15g，竹茹10g，苍术10g，墨旱莲10g，五味子10g，狗脊10g，黄连6g，猪苓20g，牛膝20g，郁金10g，大黄6～12g等。

加减：气血亏虚明显者，加人参、黄芪、当归、鹿角胶等；喘闷心悸者，加桂枝、丹参、葶苈子等；瘀血重者，加益母草、川芎、红花。

（2）兼夹证辨证治疗

①血脉瘀阻证。治法：破瘀消癥，主方中加入三棱、莪术等。②水饮停聚证。治法：温阳化饮。主方中加桂枝，茯苓，白术，泽泻。③湿热中阻证。治法：清化通利法。方用平胃散合茵陈蒿汤化裁。若兼夹湿热下注证，症见便秘，腰腿沉重，小便不爽，舌胖嫩红，苔黄白厚腻，脉弦滑数者，治法：化湿清利，用四妙散加减。④肝郁气滞证。治法：舒肝解郁，用四逆散合加味逍遥散化裁。⑤外感热毒证。治法：疏风清热解毒。方用银翘散合五味消毒饮加减。⑥浊毒伤血证。治法：解毒活血凉血止血。方用犀角地黄汤送服三七粉。⑦肝胃结热证。治法：和解肝胃，缓泻结滞。方用大柴胡汤加减。⑧血虚生风证。治法：养血活血熄风。方用当归补血汤合四物汤加味。

（3）变证辨证治疗

①浊毒犯胃证

治法：降逆化浊。

方药：旋覆代赭汤加减。旋覆花（包）10g，代赭石20g，党参15g，法半夏10g，生姜三片，大枣5枚，炙甘草6g。

加减：呕恶甚加吴茱萸、黄连。

②水凌心肺证

治法：泻肺逐水。

方药：己椒苈黄汤加减。防己30g，葶苈子30g，大腹皮30g，车前草30g，桑白皮30g，花椒9g，大黄6g。

加减：气短乏力者，加黄芪、云伏苓各30g，白术9g；口唇发绀者，加川芎12g，桃仁9g；四肢厥冷、汗出淋漓者，加淡附片、人参（单煎）各9g，山茱萸30g。

③关格证

治法：温补脾肾，启闭降浊。

方药：旋覆代赭汤加减。旋覆花（包）15g，法半夏15g，代赭石（包）30g，吉林人参（单煎）6g，生姜6g，黄连6g，吴茱萸6g，竹茹9g，紫苏叶9g，苏梗9g，藿梗9g。

加减：大便不通者，加枳实15g，黑白丑各9g，生大黄6g；呕吐剧烈者以生姜汁为引，送服玉枢丹；以下关格为主症者，方用真武汤合五苓散加减。

④溺毒入脑证

治法：开窍醒神，镇惊熄风。

方药：菖蒲郁金汤合镇肝熄风汤加减。石菖蒲30g，杭白芍30g，全瓜蒌30g，土茯苓30g，珍珠母（先煎）30g，生龙骨（先煎）30g，生牡蛎（先煎）30g，广郁金15g，法半夏15g，生山楂15g，黄连6g，生大黄6g，苏合香丸（化冲）6g。

加减：四肢抽搐者加全蝎9g、蜈蚣4条；喉中痰鸣加制南星9g、陈皮15g；胸闷泛恶者加藿梗、紫苏叶、紫苏梗各9g。

总之，由于糖尿病肾病是一种慢性疾病，其早期诊断和治疗对预后关系重大，目前西医多以控制血糖血压、限制蛋白质摄入等治疗措施为主，而在西医标准治疗基础上结合中医分期辨证论治，在其早中期常可逆转或延缓病情发展。但一旦发生临床期DN，则肾功能呈持续性减退，直至发展为终末期肾衰竭，晚期糖尿病肾病除中医辨证加减、灵活治疗外，常需联合肾替代治疗，以积极救治患者。

（二）分病辨证治疗

1.水肿

（1）脾虚湿热内蕴

治法：清热利湿，疏利三焦。

方药：黄芩滑石汤（《温病条辨》）加减。黄芩10g，滑石30g，茯苓皮30g，猪苓15g，大腹皮15g，豆蔻12g，桑白皮20g，泽泻15g，槟榔10g。

（2）脾虚湿困

治法：益气健脾，化湿消肿。

方药：参等白术散（《合剂局方》）加减。党参12g，茯苓皮30g，白术12g，桂枝10g，砂仁6g，藿香10g，大腹皮20g，生黄芪20g，生薏苡仁12g。

（3）气滞水停

治法：行气解郁，利水消肿。

方药：导水茯苓汤（《奇效良方》）加减。柴胡10g，郁金15g，茯苓20g，泽泻15g，白术12g，紫苏12g，槟榔10g，大腹皮15g，木香10g，木瓜12g，陈皮10g。

（4）脾阳虚衰

治法：温运脾阳，利水渗湿。

方药：实脾饮（《济生方》）加减。附子5g，干姜10g，白术12g，甘草5g，厚朴10g，木香10g，草果10g，槟榔10g，茯苓15g，木瓜10g，大腹皮15g。

（5）肾阳虚衰

治法：温肾助阳，化气行水。

方药：真武汤（《伤寒论》）加减。制附子10g，白术15g，白芍10g，茯苓30g，生姜10g，泽泻12g，车前子10g，淫羊藿（仙灵脾）15g，巴戟天12g，牛膝15g。

（6）血瘀水停

治法：活血化瘀，行水消肿。

方药：调营饮（《证治准绳》）加减。当归10g，赤芍10g，川芎10g，泽兰10g，槟榔10g，陈皮6g，大腹皮15g，葶苈子10g，茯苓皮30g，桑白皮12g、桂枝6g，红花6g，益母草15g。

2.眩晕

（1）肝肾阴虚，肝阳上亢

治法：平肝潜阳。

方药：天麻钩藤饮（《杂病证治新义》）加减。天麻10g，石决明15g，钩藤15g，山栀12g，黄芩20g，杜仲12g，牛膝12g，益母草12g，桑寄生12g，夜交藤

30g，生龙骨15g。

（2）气血亏虚

治法：益气养血。

方药：归脾汤（《济生方》）加减。黄芪15g，白术15g，茯苓20g，当归15g，党参15g，酸枣仁15g，远志15g，木香10g，猪苓30g，泽泻20g，龙眼肉12g，甘草6g。

（3）肾精不足

治法：补肾益精。

方药：左归丸（《景岳全书》）加减。熟地黄12g，山药15g，山茱萸10g，菟丝子15g，枸杞子12g，牛膝15g，鹿甲胶12g，龟甲胶12g，牡丹皮12g，菊花10g。

（4）痰湿中阻

治法：化池利湿。

方药：温胆汤（《备急千金要方》）加减。半夏10g，陈皮10g，枳实10g，竹茹12g，茯苓20g，大黄10g，土茯苓30g，泽泻20g，天麻12g，猪苓30g。

3.虚劳

（1）脾肾阳虚

治法：温补脾肾，化气生血。

方药：附子理中汤（《和剂局方》）合圣愈汤（《兰室秘藏》）加减。附子5g，肉桂6g，党参10g，干姜6g，白术12g，黄芪30g，当归12g，熟地黄10g，白芍10g，川芎10g，甘草3g。

（2）肾精亏虚

治法：阴阳并补，滋肾生血。

方药：龟鹿二仙胶（《医方考》）加减。鹿角胶30g，龟甲胶30g，党参10g，阿胶10个，熟地黄10g，山药10g，白芍10g，牡丹皮10g，陈皮10g。

（3）瘀血内阻

治法：活血通络，去瘀生新。

方药：桃红四物汤（《医宗金鉴》）加减。桃仁10g，红花6g，当归10g，生地黄15g，赤芍10g，川芎10g，丹参12g，鸡血藤20g，郁金10g，黄芪20g，党参10g，益母草30g。

4.尿浊

（1）气阴两虚

治法：益气养阴。

方药：参芪地黄汤（《沈氏尊生书》）加减。黄芪30g，党参15g，熟地黄15g，山萸肉15g，牡丹皮10g，泽泻15g，山药15g，茯苓12g，白术20g，五味子6g，杜仲15g。

（2）肾虚不固

治法：益肾固摄。

方药：五子衍宗丸（《证治准绳》）加减。菟丝子15g，五味子10g，枸杞子12g，覆盆子12g，金樱子15g，芡实12g，桑螵蛸12g，白术12g，莲子10g，车前子15g，益母草15g。

（3）脾气亏虚

治法：健脾益气。

方药：参苓白术散（《和剂局方》）加减。黄芪30g，党参20g，茯苓10g，山药15g，莲子肉12g，薏苡仁12g，砂仁9g，陈皮10g，白扁豆15g。

（4）瘀血阻滞

治法：行瘀散结，通利水道。

方药：代抵当丸《证治准绳》加减。当归尾15g，穿山甲15g，桃仁10g，莪术10g，益母草30g，大黄10g，芒硝10g（冲服），郁金10g，生地黄10g，黄芪20g，肉桂3g，桂枝6g。

（5）湿热内蕴

治法：清热利湿。

方药：黄芩滑石汤（《温病条辨》）加减。黄芩12g，滑石15g，茯苓皮30g，大腹皮20g，豆蔻仁10g，猪苓15g，车前子20g，泽泻15g，白花蛇舌草30g，土茯苓30g。

5.关格

（1）脾肾亏虚，浊毒内蕴

治法：健脾益气，利湿泄浊。

方药：无比山药丸（《太平惠民和剂局方》）合黄连温胆汤（《备急千金要方》）加减。山药15g，茯苓15g，泽泻10g，熟地10g，山茱萸10g，巴戟天12g，菟丝子12g，杜仲10g，牛膝10g，五味子6g，肉苁蓉10g，半夏10g，陈皮10g，枳实10g，竹茹6g，黄连3g。

（2）肝肾阴虚、肝风内动

治法：滋补肝肾，平肝熄风。

方药：六味地黄丸（《小儿药证直诀》）合羚角钩藤汤（《通俗伤寒论》）加减。熟地10g，山药15g，山茱萸10g，泽泻15g，牡丹皮12g，茯苓15g，羚羊角6g，钩藤15g，桑叶10g，菊花10g，白芍15g，生地黄15g，川贝母10g，竹茹6g，生甘草3g。

（3）肾气衰败、邪陷心包

治法：豁痰降浊，辛温开窍。

方药：涤痰汤（《济生方》）合苏合香丸（《太平惠民和剂局方》）加减。半夏10g、茯苓15g、太子参15g、橘红10g，胆星6g，竹茹30g，枳实10g，石菖蒲10g，丁香10g，香附10g，木香10g，乳香30g，水牛角粉10g（冲服）。

（三）单方、验方治疗

糖肾宁：太子参30g，生黄芪30g，生地黄15g，泽兰12g，鹿角片12g，川黄连6g。每日1剂，水煎，早晚分服，治疗3个月。

糖肾方：黄芪30g，生地黄12g，制大黄6g，三七3g，卫矛15g，山茱萸9g，枳壳10g。制成配方颗粒剂，每次2袋，每天2次，早晚饭后30分钟温开水冲服，连服12～24周。

益气养阴活血方：生地黄、熟地黄、太子参、当归各15g，生黄芪、丹参各20g，五味子、麦冬、川牛膝、桂枝各10g。每日1剂水煎服，每天2次。疗程为2个月。

第三节　特发性膜性肾病

一、中医病因病机

水肿、关格、癃闭可见于现代医学的慢性肾功能不全，亦可见于特发性膜性肾病的各个阶段。人体正常的水液运行，主要有赖于肺气的通调、脾气的转输、肾气的开阖，而水肿、癃闭、关格三病证均为人体水液运行障碍所出现的病理状态，此三病证在症状及病因病机上虽有相似之处，但仍需鉴别诊断。水肿与癃闭临床均可表现为小便不利，每次小便量少，但水肿是体内水液潴留，泛溢于肌肤，引起头面、眼睑、四肢浮肿，甚者伴有胸腔积液、腹水，但并无水蓄膀胱之证候；而癃闭是水蓄膀胱之证而小便排解不畅，或点滴而出，可不伴有浮肿，部分患者还兼有小腹胀满膨隆。水肿、癃闭等病证，在反复感邪、饮食劳倦等因素的作用下，或失治误治，使其反复发作，迁延不愈，以致脾肾阴阳衰惫，气化不行，湿浊毒邪内蕴，气不化水，肾关不开，则小便不通；湿浊毒邪上逆犯胃，则呕吐，遂发为关格。相比较而言，水肿、癃闭、关格的中医病证是病程从轻至重的发展过程。本章将分别介绍对这3种病证的古代认识。

（一）水肿

水肿是指体内水液潴留，泛滥肌肤，以头面、眼睑、四肢、腰背，甚至全身浮肿为特征的一类病证，严重者还伴有胸腔积液、腹水等。水肿是临床常见病症，可出现于多种急慢性疾病过程中，如肾性水肿、肝性水肿、心源性水肿、营养不良性水肿、淋巴性水肿、炎性水肿、特发性水肿等，严重者多难愈。

古代对水肿病因病机的认识不外乎外感与内伤，后世历代医家对此认识不断补充，认识到水肿与外感、内伤、饮食、情志、避劳等因素密切相关。外邪侵袭所致的水肿，尤以风、寒、湿邪为主，如《素问·水热穴论》云："勇而劳甚，则肾汗出；肾汗出逢于风，内不得入于藏府，外不得越于皮肤客于玄府，行于皮里，传为胕肿。本之于肾，名曰风水。"又如《素问·六元正纪大论》云："三之气，天布政，湿气降，地气腾，雨乃时降，寒乃至。感于寒湿，则民病身重，胕肿，胸腹满。"又云："湿盛则水闭浮肿。"《内经》阐述水肿的病机，主要突出脏腑功能失调以致聚水为肿的观点，如《素问·至真要大论》指出"故其本在肾，其在肺，皆积水也"，又说："诸湿肿满，皆属于脾"。

无论外感内伤，水肿的病因病机总与肺、脾、肾三脏最为密切，又与肝及三焦、膀胱等脏腑息息相关。外感水湿或饮食劳倦伤脾，脾阳被困，脾失健运，水湿内停，乃成水肿；肾为水脏，主水藏精，水液的输化依靠肾阳的蒸腾气化作用而实现，久病劳欲，伤及肾脏，肾失蒸化，开阖不利，水液泛滥，则成水肿。此水肿的病因病机也与气、血、水的病理状态相关，此三者都是流布全身，构成人体和维持人体生命活动的最基本物质。

（二）癃闭

癃闭的病位主要在膀胱，对其病因病机的认识经历了历代医家不断的补充和完善。《内经》最早提出癃闭的病因有虚、实两类，曾有学者通过整理和分析118部从先秦至明清时期的中医古籍，以古代医家论治癃闭的理论、方药、医案为主要依据，从中医文献中筛选对癃闭的有关论述进行总结，从证候类型比例看，虚证与实证无明显差异，在文献所占比例上，论述实证的偏多。因此，从以上分析结果可总结出古人认为癃闭的病因病机是本虚标实，本虚以脾肾气虚突出，肾阴虚、脾气虚、肾阳虚次之；标实以膀胱蓄热为主，湿热互结、心肺积热、气滞、瘀血次之，正如张介宾所说"凡癃闭之证，最当辨其虚实"。

1.病有虚实，首重邪实气闭

癃闭实邪致病主要是由于湿热下注，膀胱失司，气化不利，其表现除小便减少或小便闭塞外，多兼见小腹胀满、口苦、舌红苔黄腻等湿热蕴结证，正如《素问·六元正纪大论》提出的"热至则身热……淋闷之病生矣"。隋代巢元方也赞同热盛致癃闭，其著作《诸病源候论·小便病诸候》云："小便不通，由膀胱与肾俱有热故也。"清代吴谦《杂病心法要诀·小便闭癃遗尿不禁总括》认为"膀胱热结，轻者为癃，重者为闭"，意为"癃"与"闭"病因本质相同，而热邪的程度不同。《素问·六元正纪大论》云："湿胜则濡泄，甚则水闭胕肿。"唐代王焘认为癃闭的病机由膀胱与肾俱有热故也，他在《外台秘要·小便不通》

中说："肾主水，膀胱为津液之府，此二经为表里。而水行于小肠，入胞者为小便。肾与膀胱既热，热入于胞，热气大盛，故结涩令小便不通。"清代谢映庐《谢映庐医案·癃闭门》指出"有湿热郁闭而气不化者……清热导湿而化之"。由此可见，若中焦湿热不解，下注膀胱；或肾热移于膀胱，热水互结，阻滞膀胱气化，均可导致膀胱湿热阻滞，气化不利，小便不通，则形成癃闭。故湿热壅滞、气化不利成为当时癃闭证的主要机制之一。

2.虚中夹实，审证尤重求因

在历史上很长的一段时间里，医家对癃闭证多邪实的观点较为推崇，其中由以癃闭湿热病机说占主导地位。直至明清时期，医家重视脾肾虚损而致癃闭，故主张癃闭因虚而致的观点迅速发展，其中包含了脾虚失运及肾虚气化无权。

（1）脾虚失运，脾气不升，小便不利：若脾胃功能失常，津液生化无源，可产生癃闭；也可因脾胃运化功能失常，影响气液输布，水液不能下输膀胱，形成癃闭。脾胃功能失常包括脾胃阳虚和脾胃气虚两个方面。素体阳虚或过用苦寒之剂，耗伤脾胃阳气，可导致脾阳不足，清阳不升，浊阴难降，小便因而不利。《内经》中亦论述到癃闭虚证的病机以脾肾阳气不足为主。脾气不足多因体劳伤脾，素体脾胃虚弱，或饮食不节等原因致脾虚中气下陷，小便因而不利。《灵枢·口问》篇曰："中气不足，溲便为之变。"又有《素问·玉机真藏论》中曰："帝曰：夫子言脾为孤脏，中央土以灌四傍，其太过与不及，其病皆何如？岐伯曰：太过，则令人四肢不举；其不及，则令人九窍不通，名曰重强。"以上两段文字均强调中气对于小便产生、排泄的重要性，其中又特别提出脾气旺盛的重要性。

（2）年老肾虚，肾阳不足，气化无权：年老体弱或久病体虚，肾阳不足，命门火衰，是以"无阳则阴无以化"，致膀胱气化无权，泌浊不能，终致溺不得出；或因下焦积热，日久不愈，津液耗损，导致肾阴不足，无阴则阳无以化，水府枯竭而无尿。隋代《诸病源候论·虚劳病诸候》篇中提及"肾主水，劳伤之人，肾气虚弱，不能藏水，胞内虚冷，故小便后水液不止而有余沥，尺脉缓细者，小便余沥也"，认为肾气亏虚为小便不利的病机之一。明代张景岳说："今凡病气虚而闭者，必以真阳下竭，元海无根，水火不交，阴阳痞隔，所以气自气，而气不化水，水自水，而水蓄不行。气不化水，则水腑枯竭者有之；水蓄不行，则浸渍腐败者有之。"

（三）关格

"关格"这一病名，出自《内经》，散见于各篇中，在《素问·六节藏象论》《素问·脉要精微论》《灵枢·终始》《灵枢·脉度》《灵枢·禁服》皆有所论，其本义包括脉象、病机和预后。自《内经》以后，历代医家对关格的含义各抒己见，不断完善，但所言"关格"大体上均具有以仲景"关则不得小便，格则吐逆"为主要病证表现，以阴阳格拒为病因，以通腑降逆、调和三焦为主要治法的相通之处，此观点一直为中医学者沿用至今。

《内经》和《伤寒论》对关格的描述虽不尽相同，病因病机却均以"阴阳俱盛，不得相营"为主。另一种为医家认同的观点是强调了浊阻三焦、气化不行所致的格拒之象。如《伤寒论》提出"邪气隔拒三焦"致病，《诸病源候论》中载有"三焦约"。《证治汇补》云："既关且格，必小便不通，旦夕之间，徒增呕恶，此因浊邪壅塞三焦，正气不得升降。"唐代以后对关格的病因病机的认识更为充实，并涉及脏腑致病。唐代王焘《外台秘要》首先提出外感风寒亦可引起关格，"风寒冷气入肠……或小肠有气急，为关格病"。北宋主怀隐总结了关格有3种病因：一是"阴阳不和，荣卫不通"；二是"阴阳气结，气不行于大小肠"；三是"风邪在于三焦"。张元素则认为"关者甚热之气，格者甚寒之气，是关者无由之出，格者无入之理。寒在胸中，遏绝不入，热在下焦，填塞不出"。李杲明确提出"皆邪热为病也"。张景岳认为"总由酒色伤肾，情欲伤精，以致阳不守舍……最危之候也"。《丹溪心法》中则认为本病为"有痰"和"中气不运"，张景岳以肾虚为其发病之本，《医醇賸义》认为忧愁郁怒等情志因素日久化火生痰而致病，《医学衷中参西录》中提出了肺胃病变的新见解。

综上所述，关格的病因病机往往表现为本虚标实，阴阳离绝，寒热错杂，病位以肾为主，肾、脾、胃、心、肝、肺同病，其基本病机为脾肾阴阳衰惫，气化不利，湿浊毒邪上逆犯胃。由于标实与本虚之间可以互相影响，且其可由他病如水肿、癃闭、臌胀、虚劳等病传变而成，病情不断恶化，因而最终可因正不胜邪，发生内闭外脱、阴竭阳亡的极危之候。

二、诊断

特发性膜性肾病（Idiopathic membranous nephropathy，以下简称"IMN"）

的诊断主要是肾活检病理检查和排除继发性膜性肾病。中、老年患者起病隐匿，临床表现为肾病综合征、血尿和高血压不凸出，即应警惕膜性肾病。确诊有赖于肾活检病理检查，光镜和电镜下病理特点为上皮下免疫复合物沉积及肾小球基膜增厚和变形。虽然根据典型的光镜和免疫荧光显微镜表现可明确诊断，但电子显微镜是膜性肾病最可靠的诊断方法。

IMN免疫荧光常以IgG_4为主，伴C_3呈颗粒样沿肾小球基膜分布。若荧光以IgG_1为主，并出现$C1q$和C_4沉积，要认真排除狼疮肾炎和乙型肝炎病毒相关性肾炎等继发性膜性肾病的可能。电镜下，在系膜区、内皮下见到电子致密物及病毒颗粒等要考虑继发性膜性肾病的可能。光镜下，除典型的膜性肾病的病理改变外，还有明显的系膜细胞增生、节段坏死性病变，肾小球系膜区和内皮下嗜复红物质沉积也高度提示继发性膜性肾病的可能。不应满足于病理形态上粗略地观察而得到的"膜性肾病"诊断，而应通过认真采集病史、查体、实验室检查和细致的病理学检查，认真排除继发因素才能得到IMN的正确诊断。

三、鉴别诊断

排除继发性膜性肾病的常见原因，包括排除感染性疾病如乙型肝炎、丙型肝炎和梅毒，以及免疫疾病如狼疮、混合性结缔组织病和冷球蛋白血症。

（一）膜型狼疮肾炎

常见于年轻女性，有系统性红斑狼疮的多系统损害的表现，病理表现为具有增殖性病变的非典型膜性肾病的特点，免疫荧光多为各种免疫球蛋白、补体成分均阳性的"满堂亮"现象，一般C1q阳性比较凸出。但也有个别患者起病时仅有肾脏受累而无系统性表现，病理改变接近典型的膜性肾病，在此后数年中才逐步符合系统性红斑狼疮的诊断标准。因此，严密的随访具有重要意义。

（二）乙型肝炎病毒相关性肾炎

大多数儿童及青少年膜性肾病患者都继发于乙型肝炎病毒感染。可有乙型肝炎的临床表现或乙型肝炎病毒的血清学异常，病理表现为具有增殖性病变的非典型膜性肾病，免疫荧光多为"满堂亮"，在肾组织中能够检测出乙型肝炎病毒抗原。

（三）肿瘤相关性膜性肾病

膜性肾病与潜在的恶性肿瘤的关联是公认的。在年龄＞60岁的患者中，膜性肾病与恶性肿瘤的相关性为20%～30%例的相关，见于各种恶性实体瘤及淋巴瘤，在病理上可以与IMN无区别。特别是少数患者可以在确诊膜性肾病后3～4年才发现肿瘤，应特别予以关注。这一类患者多发生在老年，统计表明占60岁以上膜性肾病患者的20%为继发于恶性肿瘤，所以，对于老年患者应严密随访，注意肿瘤的存在，不要仅满足于膜性肾病的诊断。若免疫荧光以IgG$_1$和IgG$_2$为主，和（或）≥8个白细胞/每个肾小球，要警惕恶性肿瘤相关的继发性膜性肾病。在一项240例患者的大型队列研究中，膜性肾病患者的癌症发病率明显高于一般人群。这部分患者往往是没有症状的，在膜性肾病的诊断过程中被发现。肺癌和前列腺癌最为常见，并且发生率随年龄的增加而增加。从膜性肾病到癌症诊断的中位时间为60个月。恶性肿瘤继发性膜性肾病和IMN在临床表现上没有明显差异。恶性肿瘤继发性膜性肾病，蛋白尿的程度与肿瘤病情呈正相关。有研究显示，对膜性肾病患者的肿瘤筛查不仅应该在初诊时得到重视，在随后的长期随访中也应引起足够重视。

（四）药物或毒物导致的膜性肾病

有药物或毒物接触史，停药后多数患者可自发缓解，在病理上可以与IMN无区别，所以，详细了解病史非常重要。

（五）移植物抗宿主病

膜性肾病与同种异体干细胞移植相关联移植物抗宿主病已证实相关，应得到重视。

四、辨证分型

（一）本虚证

1.气阴两虚证

周身水肿，或眼睑、足跗浮肿，尿中泡沫增多，面色少华或面色晦暗，倦怠乏力，易感冒，腰酸膝软，手足心热，口干咽燥，午后潮热。舌红或淡红、苔薄或少苔，脉细或细数。

2.肺脾气虚证

周身水肿，或眼睑、足跗浮肿，尿中泡沫增多，神疲懒言，纳少、腹胀，易感冒，自汗，大便溏。舌淡红，舌体胖、或舌边有齿痕，苔薄白，脉细弱。

3.脾肾阳虚证

周身水肿，或眼睑、足跗浮肿，尿少，尿中泡沫增多，面色㿠白，形寒肢冷，腰膝酸软，甚则出现胸腹水，神疲乏力，腹胀纳差，大便稀溏，性功能低下或月经失调。舌淡胖、有齿印，苔白滑，脉沉细或沉迟无力。

4.肝肾阴虚证

周身水肿，或眼睑、足跗浮肿，尿中泡沫增多，目睛干涩，眩晕耳鸣，咽干舌燥，腰酸膝软，潮热盗汗，失眠多梦，五心烦热，大便偏干。舌红，少苔，脉细数，或弦细数。

（二）标实证

1.瘀血内阻证

周身水肿，或眼睑、足跗浮肿，尿中泡沫增多，腰部刺痛，或久病；或见面色晦暗或黧黑，唇色紫暗或有瘀斑，肢体麻木。舌暗，或舌有瘀点、瘀斑，或舌下脉络瘀滞，脉细涩或涩。

注：特发性膜性肾病患者往往存在高凝状态，故瘀血内阻的病机贯穿疾病全程，与其他证候同时存在。

2.风湿内扰证

周身水肿，或眼睑、足跗浮肿，尿中泡沫增多，短期内加重；有新近出现或加重的困乏和水肿，舌红或淡红，苔薄腻，脉弦或弦细或沉。

3.水湿内停证

周身水肿，或眼睑、足跗浮肿，尿中泡沫增多，肢体困重，胸闷腹胀，纳呆，便溏。舌淡胖苔白腻，脉濡或缓。

4.湿热内蕴证

周身水肿，或眼睑、足跗浮肿，尿中泡沫增多，胸脘烦闷，头重且沉，口苦口黏，纳呆泛恶，渴饮不多，大便粘滞，小便短赤，灼热涩痛。舌红苔黄腻，脉濡数或滑数。

五、治疗

（一）辨证论治

1.本虚证

（1）气阴两虚证

治法：益气养阴。

①推荐方药：参芪地黄汤加减。黄芪、党参、地黄、山药、当归、白芍、川芎、女贞子、墨旱莲、金樱子、芡实等。或具有同类功效的中成药。

②饮食疗法：宜食益气养阴之物，忌辛辣、生冷、油腻之品。可选用莲子、大枣、山药、木耳等食物。

（2）肺脾气虚证

治法：补益肺脾。

①推荐方药：玉屏风散合补中益气汤加减。黄芪、党参、菟丝子、白术、防风、山药、地黄、当归、陈皮、升麻、柴胡等。或具有同类功效的中成药。

②饮食疗法：宜食补益肺脾之物，忌辛辣、油腻、生冷之品。可选用甘栗、大枣、山药、黄芪、胡萝卜、鸡肉等食物。

（3）脾肾阳虚证

治法：温补脾肾。

①推荐方药：实脾饮合济生肾气丸加减。干姜、附子、白术、茯苓、炙甘草、厚朴、大腹皮、草果仁、木香、木瓜、熟地黄、山茱萸、牡丹皮、山药、泽泻、肉桂、牛膝、车前子等。或具有同类功效的中成药。

②饮食疗法：宜食温补脾肾的食物。忌生冷食物。可选用如肉桂、韭菜、姜、鸡肉、扁豆、胡萝卜、蛤蚧等

（4）肝肾阴虚证

治法：滋养肝肾。

①推荐方药：六味地黄汤加减。地黄、山药、山茱萸、牡丹皮、茯苓、泽泻等。或具有同类功效的中成药。

②饮食疗法：宜食滋阴清热的食物。忌辛燥温热食物，少食肥腻厚味。可选用银耳、荸荠、芹菜、藕、百合、梨、鸭肉、鱼等。

2.标实证

（1）瘀血内阻证

治法：活血化瘀。

①推荐方药：桃红四物汤加减。当归、生地黄、桃仁、红花、赤芍、川芎、丹参等，或加入虫类药物如地龙、水蛭、僵蚕等。或具有同类功效的中成药或中药注射剂。

②饮食疗法：宜食活血化瘀之物，如黑木耳、洋葱、生姜、山楂等。忌辛辣、生冷、油腻之品。

注：瘀血内阻的病机贯穿本病全程，故治疗应始终注重活血化瘀。

（2）风湿内扰证

治法：祛风除湿。

①推荐方药：防己黄芪汤加减，或在原辨证处方中加入汉防己、徐长卿、鬼箭羽、黄芪、汉防己、徐长卿、茯苓、白术、当归等。或具有同类功效的中成药。

②饮食疗法：宜食祛风除湿之品，少食肥甘厚味，忌过饱。可选用薏苡仁、冬瓜、茯苓、丝瓜、萝卜、白扁豆等。

（3）水湿内停证

治法：行气利水。

①推荐方药：五苓散加减。猪苓、茯苓、白术、泽泻、桂枝。或具有同类功效的中成药。

②饮食疗法：宜食行气利水之品，少食寒凉及肥甘厚味。可选用冬瓜、玉米须、丝瓜、萝卜等。

（4）湿热内蕴证

治法：清化湿热。

①推荐方药：四妙丸、葛根芩连汤、黄连温胆汤加减。苍术、薏苡仁、制半夏、牛膝、黄柏等。或具有同类功效的中成药。

②饮食疗法：宜食清化湿热之物，如薏苡仁、莲子、赤小豆、丝瓜、绿豆芽、苦瓜等。忌辛辣、生冷、油腻之品。

（二）其他中医特色疗法

以下中医医疗技术适用于所有证型。

1.饮食疗法

当归黄芪鲤鱼汤。鲤鱼1条，当归头15g，黄芪30g，生姜2片，可加砂仁、莲子肉等健脾、化湿、利水之品，少盐，用猛火煲开，改小火煲2小时。

2.中药泡洗

根据患者证候特点选用中药，可以口服中药煎后之药渣再煎煮后，将膝关节以下皮肤全部浸没于药液中，水温在40～42℃，每日或隔日1次，7天为1个疗程，每次15～30分钟，水温不宜过高，以免烫伤皮肤。

3.中药穴位贴敷

将中药研为细末，与醋、黄酒等液体调制成糊状，敷贴于穴位，以治疗疾病，此法可使药性通过皮毛腠理，循经络传至脏腑，以调节脏腑气血。推荐贴敷方：生黄芪、丹参、酒大黄、苏叶、川芎、积雪草、淫羊藿、白芷，伴呕吐者加丁香、吴茱萸、厚朴、木香，伴便秘者加厚朴、莱菔子、紫苏子、生白术、木香、炒枳壳、决明子、晚蚕砂。穴位可选肾俞、天枢、足三里等。

根据病情可选择有明确疗效的治疗方法，如针灸、耳穴、红光照射法、中药离子导入法、中药药浴疗法等。

第四节　常见肾病的护理

一、肾病综合征的护理

（一）护理诊断

1.体液过多

与低蛋白血症致血浆胶体渗透压下降有关。

2.营养失调：低于机体需要量

与大量蛋白质丢失、胃肠黏膜水肿致蛋白吸收障碍等因素有关。

3.有皮肤完整性受损的危险

与皮肤水肿、大量蛋白尿致机体营养不良、严重水肿致活动能力下降有关。

（二）护理措施

1.皮肤护理

（1）观察水肿的部位及特点，注意血压、脉搏、呼吸、心率、静脉充盈情况和皮肤弹性，有无呼吸困难和肺水肿症状，注意体重、尿量的变化。

（2）眼睑、面部水肿者，可抬高枕头15°～30°。有胸腔积液者可取半卧位休息，阴囊水肿者用托带将阴囊托起。严重水肿者，经常更换卧姿，必要时使用气垫床，预防压疮。输液时注意控制滴数，以防止发生心力衰竭、脑水肿等情况。

（3）保持皮肤清洁，用温水擦洗皮肤，被褥、衣裤应清洁、柔软、平整，防止皮肤损伤及感染。

（4）严格控制入量，准确记录24小时出入量。

（5）患者做各种穿刺前皮肤消毒要严格，进针时应推开皮下水分，拔针后给予皮肤按压，至液体不外渗为止。

2.休息与活动

全身严重水肿，合并胸腔积液、腹水，有严重呼吸困难者应绝对卧床休息，取半坐卧位，必要时给予吸氧。卧床期间注意肢体适度活动与被动运动，防止血栓形成。病情缓解后逐渐增加活动量，减少血栓等并发症的发生。高血压患者限制活动量，老年患者改变体位时不宜过快，以防止直立性低血压。

3.饮食护理

合理饮食能改善患者的营养状况和减轻肾负担，蛋白质的摄入是关键。肾病综合征患者食物中各种营养成分的构成一般如下。

（1）蛋白质：提倡正常量的优质蛋白（富含必需氨基酸的动物蛋白）1.0g/（kg·d）；有氮质血症的水肿患者，应同时限制蛋白质的摄入。优质蛋白如蛋类、肉类、家禽、奶及奶品类等。

（2）足够热量：低蛋白饮食者需注意提供不少于每天每公斤体重126～147kJ

（30～50kcal）的热量，以免导致负氮平衡。

（3）水、钠限制：有明显水肿、高血压或少尿者，严格限制饮水量，行低钠饮食（＜3g/d），勿食腌制品等含钠高的食物。

（4）脂肪限制：脂肪占总供能的30%～40%，饱和脂肪酸和不饱和脂肪酸比例1∶1，为减轻高脂血症，少进富含饱和脂肪酸的食物如动物油脂，选择富含不饱和脂肪酸的食物如植物油及鱼油等。

（5）营养监测：记录进食情况，评估饮食结构是否合理、热量是否充足。

（6）其他：注意补充各种维生素及微量元素（如铁、钙）。

4.用药护理

（1）利尿药：用药期间记录尿量，观察治疗效果及有无脱水、低血钾、低血钠等水、电解质和酸碱平衡失调。使用大剂量呋塞米时，注意有无恶心、直立性眩晕、口干、心悸等。

（2）抗凝药：临床上常用的药物有低分子量肝素、双嘧达莫、华法林等。使用期间应监测凝血常规，观察是否有皮肤黏膜、口腔、胃肠道等的出血倾向，发现问题及时减药并给予对症处理，必要时停药。

（3）降脂药：宜睡前服用。观察有无药物过敏、胃肠道不良反应等。

（4）其他：不可使用对肾功能有毒性的抗生素，如卡拉霉素、庆大霉素、多黏菌素B等。

5.病情观察

观察并记录生命体征，尤其是血压的变化。记录24小时出入量，监测患者体重变化和水肿消长情况。监测尿量变化，如经治疗尿量没有恢复正常，反而进一步减少，甚至无尿，提示发生严重的肾实质损害。定期测量血浆清蛋白、血红蛋白等的指标反应机体营养状态。同时密切监测尿常规、Ccr、BUN、Scr、血浆蛋白、血清电解质等变化。

6.健康宣教

（1）注意休息和保暖，避免受凉、感冒，避免劳累和剧烈体育运动；适度活动，避免肢体血栓等并发症。

（2）乐观开朗，对疾病治疗与康复充满信心。

（3）密切监测肾功能变化，学会自测尿蛋白，了解其动态，此为疾病活动的可靠指标，水肿时注意限制水和盐，摄入适当蛋白质。

（4）遵医嘱用药，了解和观察药物疗效和不良反应。定期门诊随访。

二、糖尿病肾病的护理

（一）护理诊断

1.营养失调：低于机体需要量

与糖代谢紊乱、蛋白丢失、低蛋白血症有关。

2.活动无耐力

与贫血、水肿、血压高等因素有关。

3.有感染的危险

与皮肤水肿、蛋白丢失致机体营养不良、透析等因素有关。

（二）护理措施

1.营养失调：低于机体需要量

（1）饮食护理：合适的饮食有利于减轻肾脏负担，控制高血糖和减轻低血糖。护士应向患者及其家属介绍饮食治疗的目的和必要性，并制定详细的饮食方案，取得积极配合和落实。

①蛋白质的摄入：限制蛋白饮食可减少尿蛋白，对于蛋白尿基线水平较高者尤其明显。目前主张在糖尿病肾病变早期即应限制蛋白质摄入量，蛋白质摄入选用高生物效价的优质动物蛋白，尽量以鱼、鸡等白色肉代替猪、牛等红色肉。适量蛋白饮食0.8g/（kg·d）对临床期糖尿病也可使其GFR下降速度减慢。对GFR已下降的患者，蛋白质摄入应给予0.6g/（kg·d），并适当配合必须氨基酸治疗。若患者合并蛋白尿，应根据尿蛋白丢失量适当增加蛋白质的摄入量；若患者开始透析治疗，应进食透析饮食，按要求增加蛋白量。

②脂肪的摄入：应以富含多聚不饱和脂肪酸的食物为主，如植物油及鱼油，脂肪的摄入约占总热量的30%。

③热量的摄入：患者每日的饮食中总热量基本与非糖尿病肾病患者相似，除非是肥胖患者，一般患者应保证每日125.5～146.4kJ/kg的热量，防止营养不良。其中蛋白质占总热量的15%～20%，脂肪占总热量的20%～30%，糖类及其他物质占55%～60%。低蛋白饮食的患者需注意提供足够的糖类，以免引起负氮平

衡，部分主食可以粗粮代替（如荞麦、小米、玉米等），少食含糖较高的食物，禁食单糖，患者可按规定进食，感觉饥饿难忍，可用煮过多次的菜泥以充饥，但同时又应控制热量的摄入，以维持血糖正常或接近正常水平。在胰岛素配合应用下，可适当增加糖类的摄入以保证有足够的热量，避免蛋白质和脂肪分解增加。

④限制盐摄入：高盐饮食与蛋白尿加重相关，控制饮食中盐摄入量，可改善蛋白尿。低盐饮食降低蛋白尿与血压降低及肾脏血流动力学改善有关。对于服用ACEI、ARB等药物的患者，低盐饮食可增加这些药物的降尿蛋白作用，还具有独立于降压作用以外的降蛋白作用。盐应少于6g/d，出现肾功能不全时应降至2g/d。同时注意补充维生素B_1、维生素B_{12}、维生素C、维生素A等，选用含维生素高的食品，如豌豆、生花生仁、干酵母等。高钾血症的患者还需要避免摄入含钾高的食物，限制含磷丰富的食物，禁烟戒酒，保持大便通畅。

（2）活动指导：适当的有氧运动可有利于控制体重，改善血糖和血脂代谢紊乱，减轻患者的心理压力，提高患者的自信心和舒适感。运动时可以根据患者的身体素质制定，一般以持续性的慢运动为主，如散步、慢跑、打太极拳等力所能及的运动，以运动后微出汗为宜，注意避免活动量过大、过劳，加重心、肾等器官负担。通过适当的运动可以增强患者的体质，增强抵抗力，可以减少感冒等病的发生。并且运动时嘱咐患者要随身自备一些糖果，当出现心悸、出冷汗、头晕、四肢无力等低血糖症状时要及时食用，并及时停止运动。

（3）用药护理：指导患者或家属掌握所服用降糖、降压药物的作用、不良反应及注意事项等，注射胰岛素的患者必须按时进食，以免发生低血糖。注意监测血糖、血压动态变化及有无身体不适等状况。出院后按要求定期门诊复诊。

2.活动无耐力

（1）评估患者日常活动耐受状况：患者有无心悸、头晕，活动后有无乏力、心累、胸痛、血压升高等状况。

（2）制定规律健康的生活方式，保证休息，避免劳累。对病情较重、有心力衰竭等情况时，应绝对卧床休息，保证环境安静，并做好患者的生活护理，特别是水肿患者的皮肤护理。

（3）详细记录24小时液体出入量，指导患者限制液体摄入量，控制水的入量<1500mL/d。记录白天与夜间尿量，定期测量体重及腹围，为治疗提供信息和依据。

（4）用药护理：遵医嘱用药，做好用药前知识宣教，注射胰岛素的患者必须按时进食，以免发生低血糖。加强用药后的观察，出现不良反应时及时请示医师并及时处理。

3.有感染的危险

应积极采取各项措施预防感染的发生。

（1）加强患者的营养监测，保证科学合理的饮食供给。

（2）加强皮肤护理，指导患者穿着棉质宽松的衣物和宽松的鞋子，积极防范糖尿病足的发生，特别做好水肿部位皮肤保护，以及口腔和会阴部位皮肤、黏膜的清洁卫生。

（3）嘱患者尽量不用热水袋取暖，气温低需要用时，应特别小心，避免烫伤。

（4）嘱患者避免去人多的公共场所，住院期间要保证病房空气清新，定时开窗通风，避免有外感的亲友探视。

（三）保健指导

糖尿病肾病患者抵抗力低，长期疾病常导致合并心、肺、眼、皮肤等多种并发症，严重影响患者β生活质量。对糖尿病肾病患者进行有效的健康教育是做好三级预防措施的基础和保证。

（1）通过门诊随访、电话随访、定期开展病友会等沟通方式，指导患者及其家属掌握相关知识和理论，及时关心和帮助患者。

（2）指导患者严格饮食治疗，并长期坚持。

（3）指导患者严格坚持正确用药，掌握各种药物的治疗作用及注意事项等，做好自我观察。

（4）指导患者适当规律运动，以增强体质、控制体重。

（5）指导患者做好自我观察和护理。微量清蛋白尿检测在早期诊断中非常重要，因此，对于初次诊断的糖尿病患者，应常规尿检，即使尿常规显示尿蛋白阴性，仍需行尿素氮检测，若3个月内3次检查中2次查出尿蛋白增高，应及时治疗、定期随访；若尿素氮正常，仍需每6个月至1年复查1次。同时要定期进行血糖、血压、尿常规的监测，积极做好各级预防，尽量阻止、延缓延缓终末期肾衰竭。

参考文献

[1] 王志芳. 高血压临床诊治[M]. 北京：科学技术文献出版社，2019.

[2] 赵海鹰，王浩. 高血压理论与临床实践[M]. 开封：河南大学出版社，2019.

[3] 赵连友. 高血压学[M]. 北京：科学出版社，2019.

[4] 樊朝美，张健. 心力衰竭新药与治疗策略[M]. 北京：科学出版社，2019.

[5] 彭幼清. 老年慢性心力衰竭患者跨文化自我管理激励模式的理论与实践[M]. 上海：同济大学出版社，2019.

[6] 蒋传路，王建交. 脑卒中精准诊疗与康复[M]. 北京：科学出版社，2020.

[7] 林万隆. 脑卒中同质化康复[M]. 上海：上海世界图书出版公司，2020.

[8] 元小冬. 出血性脑卒中[M]. 北京：北京大学医学出版社，2019.

[9] 王娟，毕娟. 神经科疾病观察与护理技能[M]. 北京：中国医药科技出版社，2019.

[10] 张立霞，刘文婷，谢江波. 神经内科疾病临床诊疗[M]. 天津：天津科学技术出版社，2018.

[11] 安振梅，王椿著. 高尿酸血症与痛风的防治[M]. 成都：四川科学技术出版社，2018.

[12] 薛耀明，张倩，王丹. 痛风防治实用指导[M]. 3版. 北京：名医世纪文化传媒有限公司，2018.

[13] 赵蒙. 痛风与护理健康指导[M]. 北京：科学技术文献出版社，2019.

[14] 唐华平. 呼吸内科疾病诊治[M]. 北京：科学技术文献出版社，2018.

[15] 冯原. 呼吸内科疾病诊疗与用药指导[M]. 成都：西南交通大学出版社，2015.

[16] 胡文净. 实用内分泌疾病诊治精要与护理[M]. 北京：中国纺织出版社，2019.

[17] 江梅菊. 实用内分泌疾病诊疗策略[M]. 上海：上海交通大学出版社，2019.

[18] 孙红. 实用肾内科疾病护理思维与实践[M]. 汕头：汕头大学出版社，2019.

[19] 苑秀莉. 肾内科疾病临床诊断与治疗实践[M]. 天津：天津科学技术出版社，2020.

[20] 樊文星. 肾内科疾病综合诊疗精要[M]. 北京：科学技术文献出版社，2020.